大丈夫なふりして生きてる人の体に効く

こわばり筋ほぐし

あさひ整骨院
日本橋浜町院院長
今村匡子

サンマーク出版

当院には、これまで
ずっと大丈夫なふりをしてきた方が
大勢いらっしゃいました。

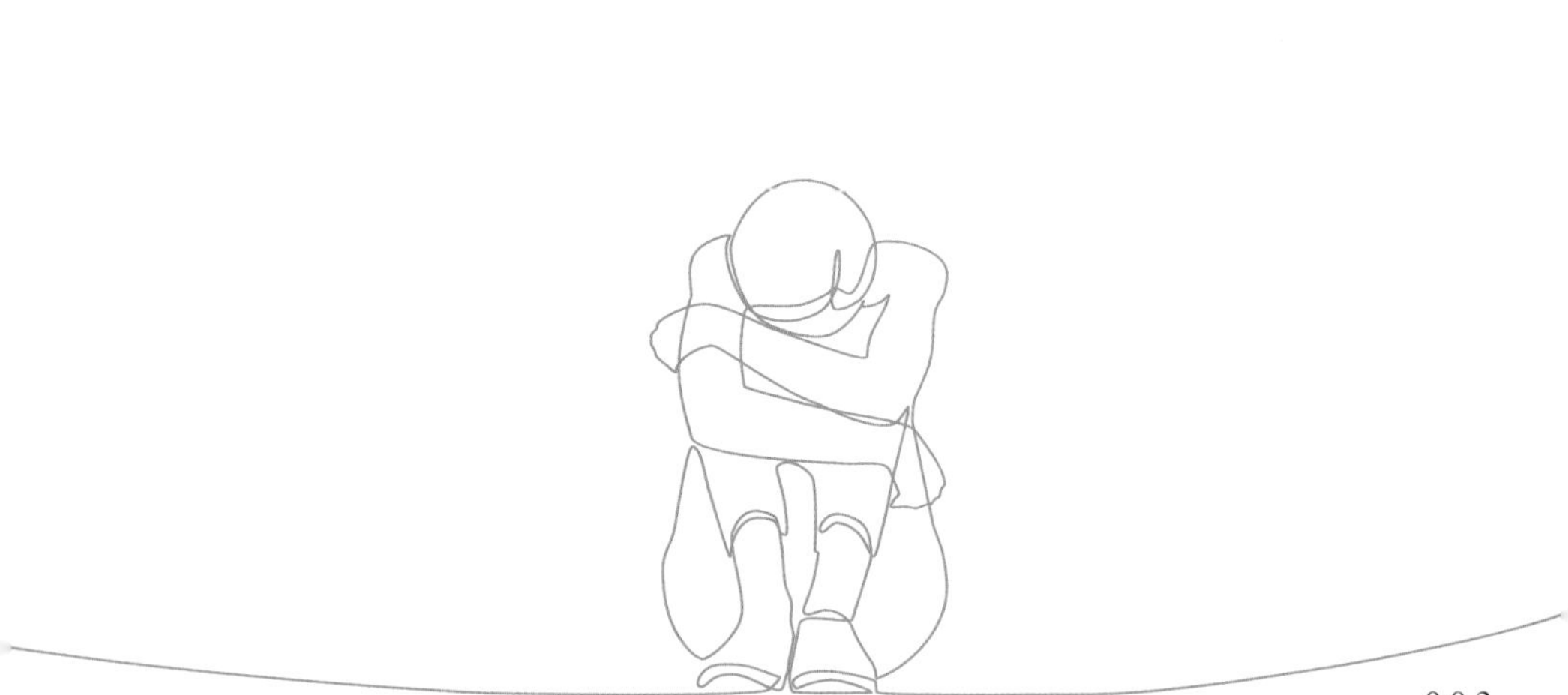

みなさん最初は、

「肩がこる」「腰が痛い」

などとおっしゃいますが、

「肩・腰のどのあたりですか」

「いつ、どう痛むのでしょう」

と伺うと、
こうお答えになります。


「全部」

この一言だけで、
どれだけつらかったのか、
ぜんぜん大丈夫じゃなくても
平気なふりをして頑張ってきた方なのかが
わかります。

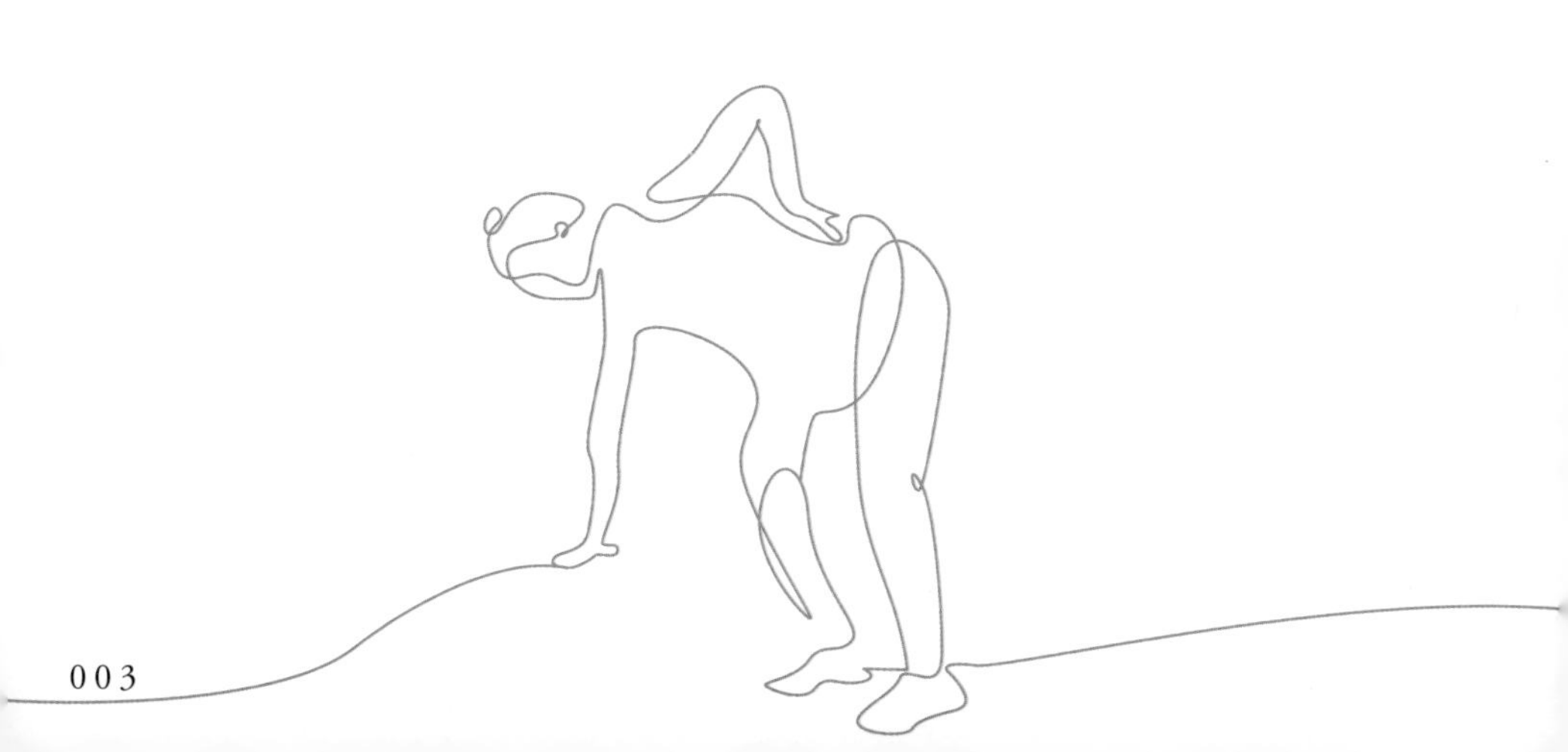

どんなにつらいときも、
「迷惑をかけたくない」と耐え、
ご自身のまわりの人のために
頑張って頑張って、
いつだって自分の体のことなんて、後まわし。

病院に通っても治らず、
血も出てないし傷もないから誰も気づいてくれない。
愚痴《ぐち》を言おうにも、
誰もが何か抱えていると知っているので
なかなか話すこともできない。

数万人の患者さんを診続けてきたおかげで、
そうやって生き抜いてきた方のことが
よくわかります。

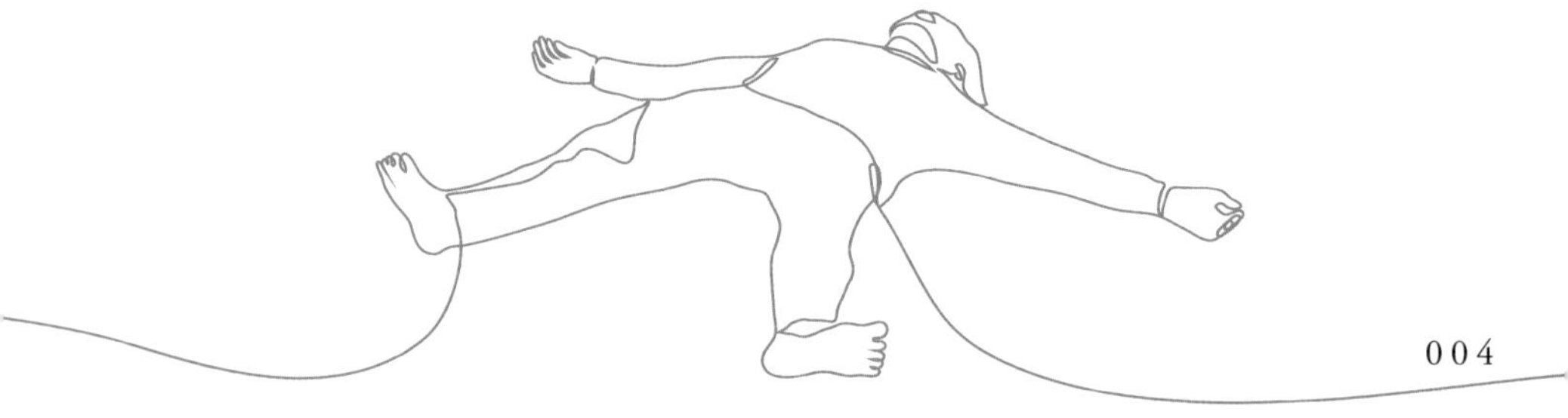

だからこそ
症状をいますぐ軽くして差し上げたいし、
元気なときとは体も心も
どこか変わってしまった患者さんに
まずはひと息ついてほしい。

もう、

「体がしんどくて、今日も人にキツく当たってしまった…」

「つらくて痛くて、使う鎮痛剤がどんどん強くなる」

「朝、目覚めても体に根っこが生えたように重い」

「この症状さえなかったら、もっと人生を楽しめるのに」

「…いつも私ばかり、どうして」

などという思いをさせたくない。

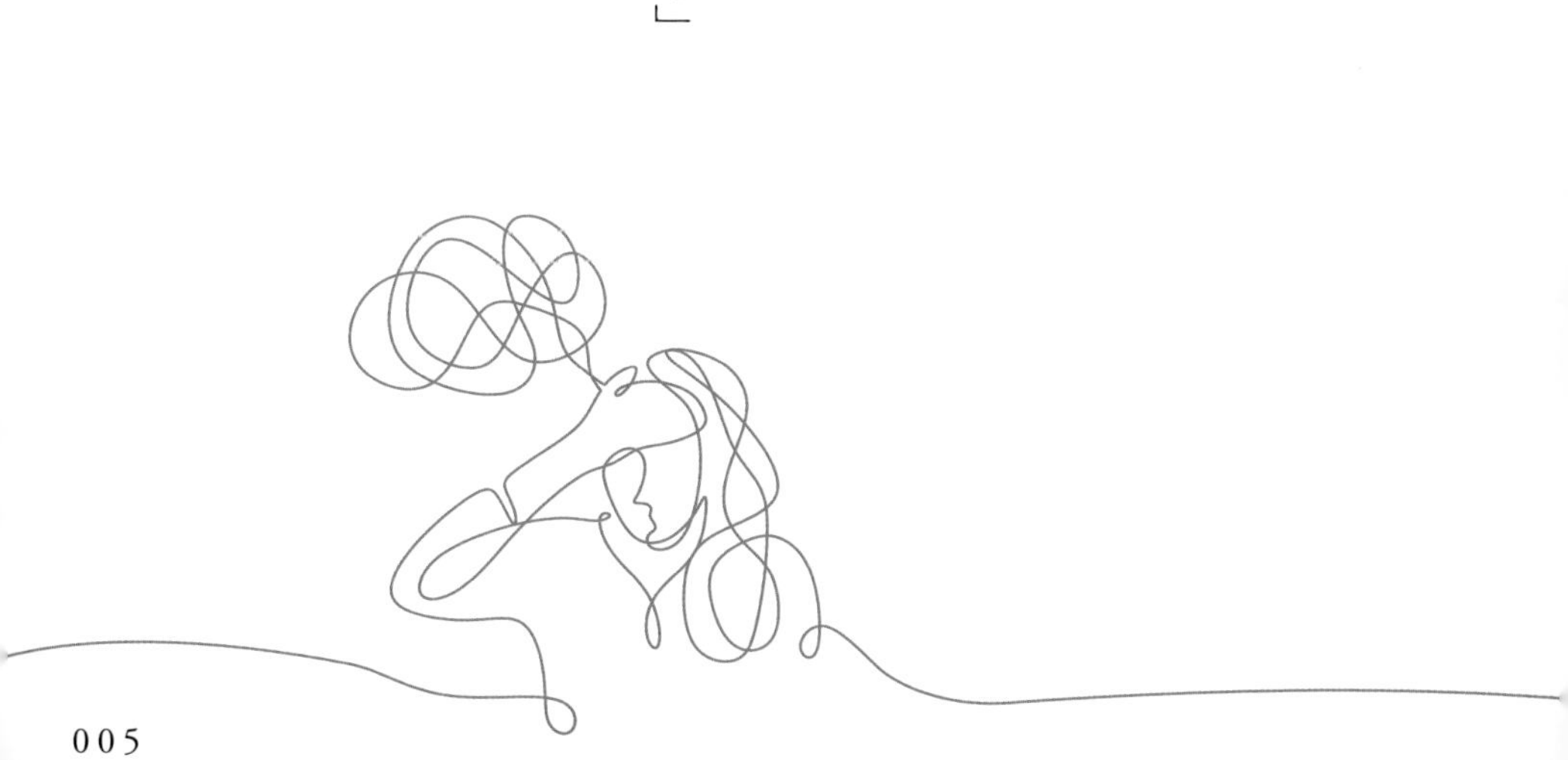

そう決意して20年以上、
さまざまな症状と向き合い続けるなか
できあがったセルフケアが
「こわばり筋ほぐし」
です。

どれも1分程度で
簡単にできて
なるべく早く効果が
実感できるものを集めました。

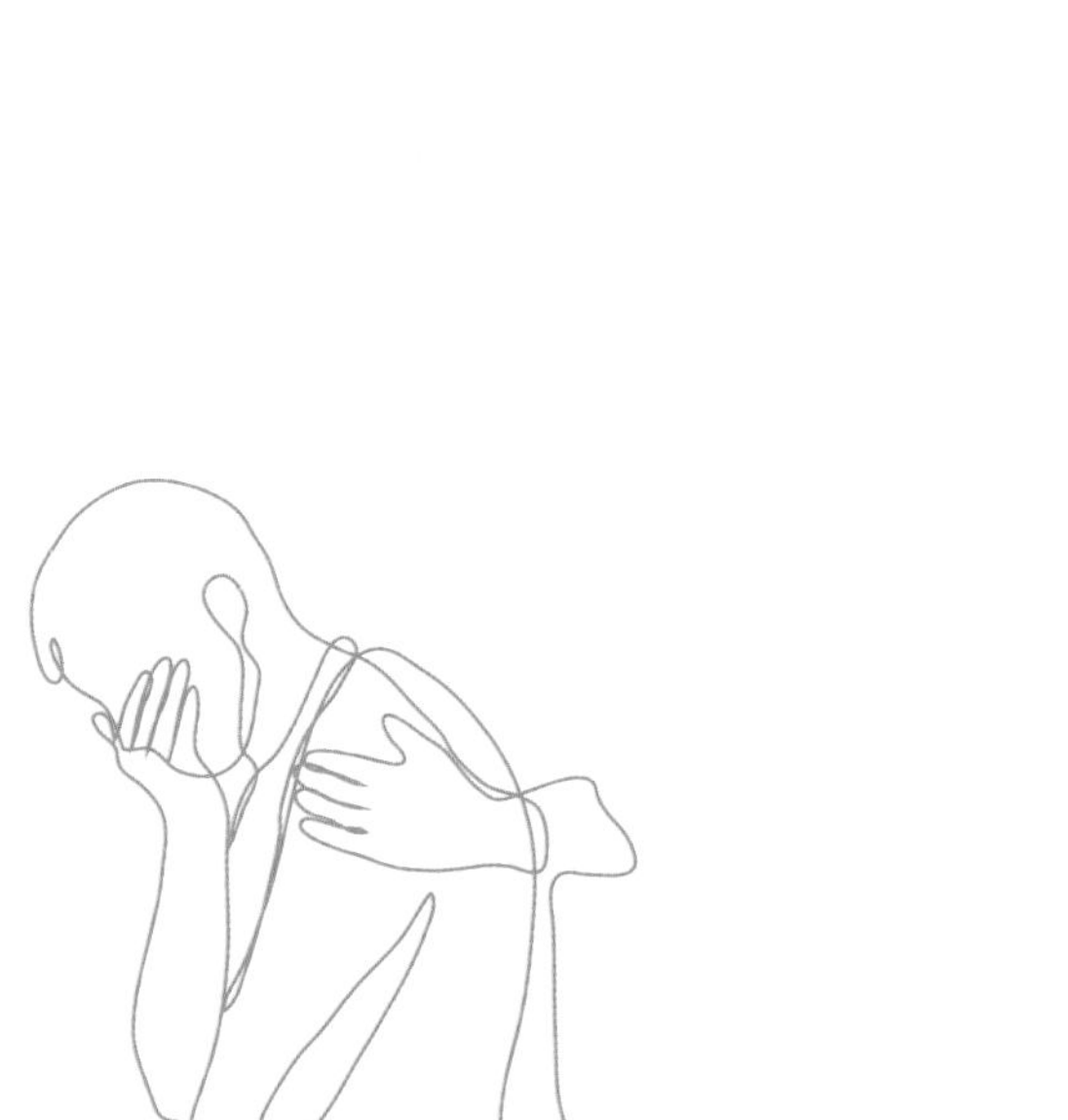

目の前で苦しんでいる患者さんのことを
考え抜いて見出したすべてを、
まだお目にかかれていない
本当につらい痛みや不調のことを
言えずにいる方のために
本書で公開します。

私の拙《つたな》い言葉だけでは
どんなものなのか
伝わりにくいと思いますので
まずは、ある患者さんの体験を
ご紹介させてください。

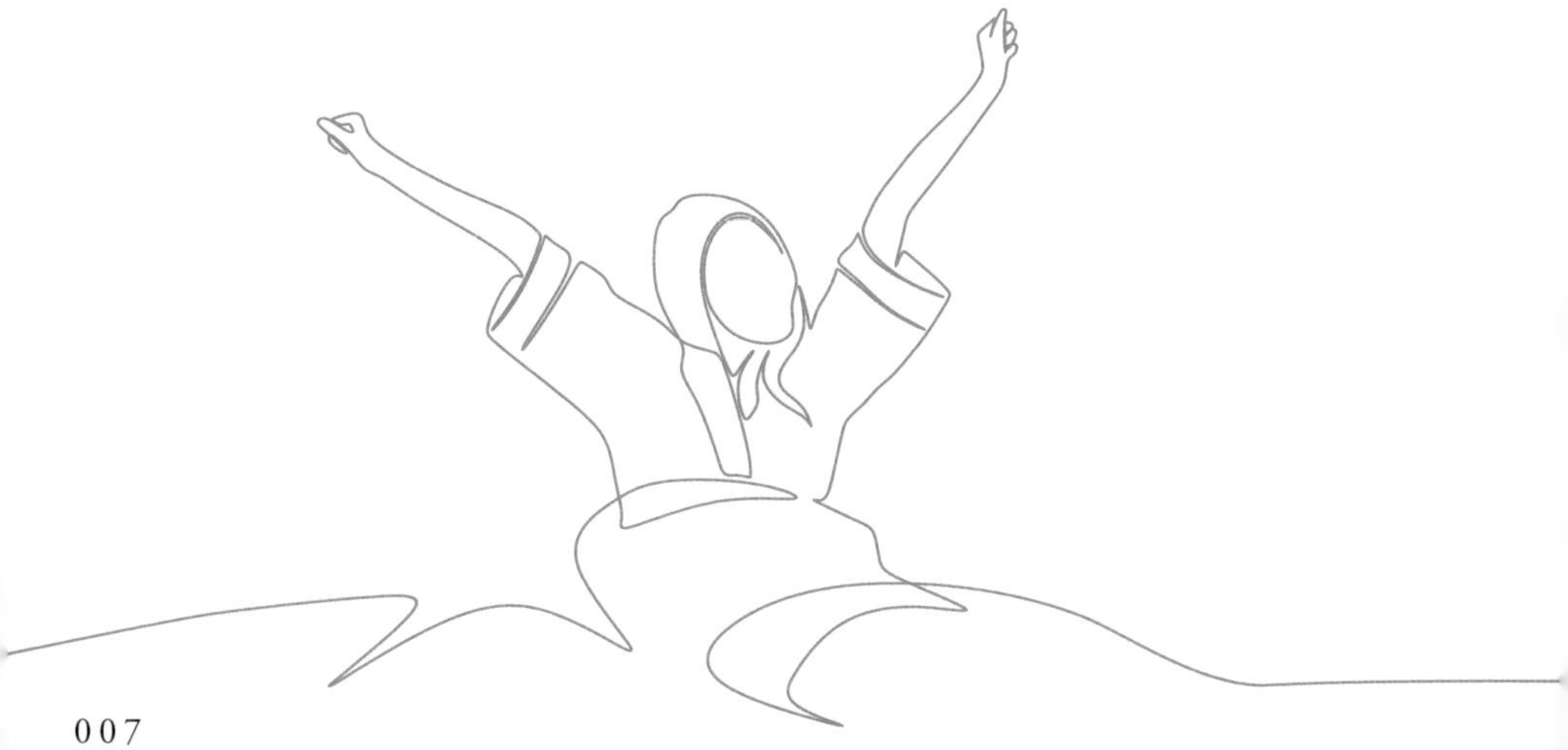

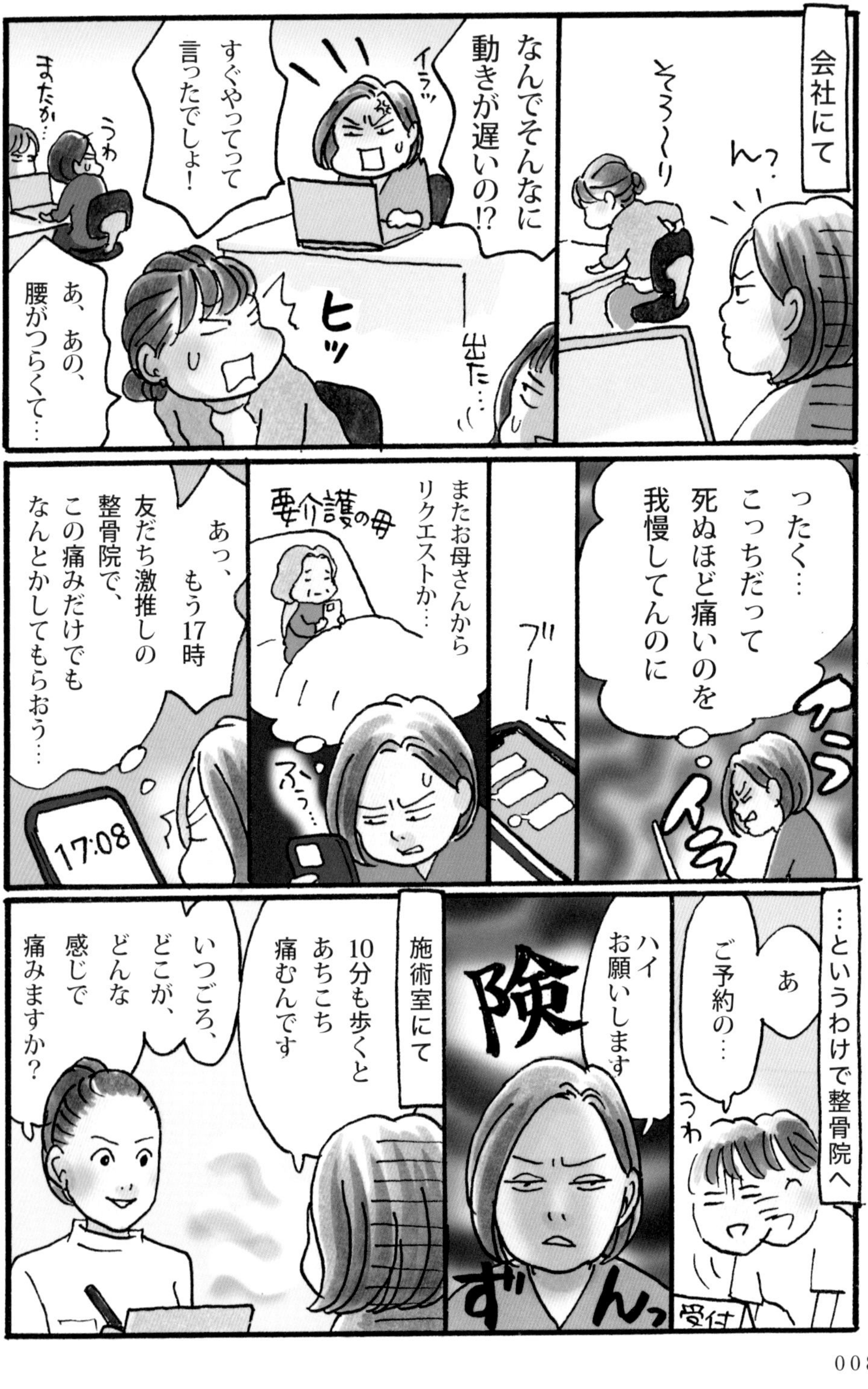
会社にて
ん?
そろ〜り
なんでそんなに動きが遅いの!?
イラッ
すぐやってって言ったでしょ!
うわ
またか…
ヒッ
出た…
あ、あの、腰がつらくて…
ったく…こっちだって死ぬほど痛いのを我慢してんのに
イラ
イラ
ブーッ
要介護の母
またお母さんからリクエストか…
ふぅ…
あっ、もう17時
友だち激推しの整骨院で、この痛みだけでもなんとかしてもらおう…
17:08
…というわけで整骨院へ
あ
ご予約の…
うわ
受付
ハイ お願いします
険
ずんっ
施術室にて
10分も歩くとあちこち痛むんです
いつごろ、どこが、どんな感じで痛みますか?

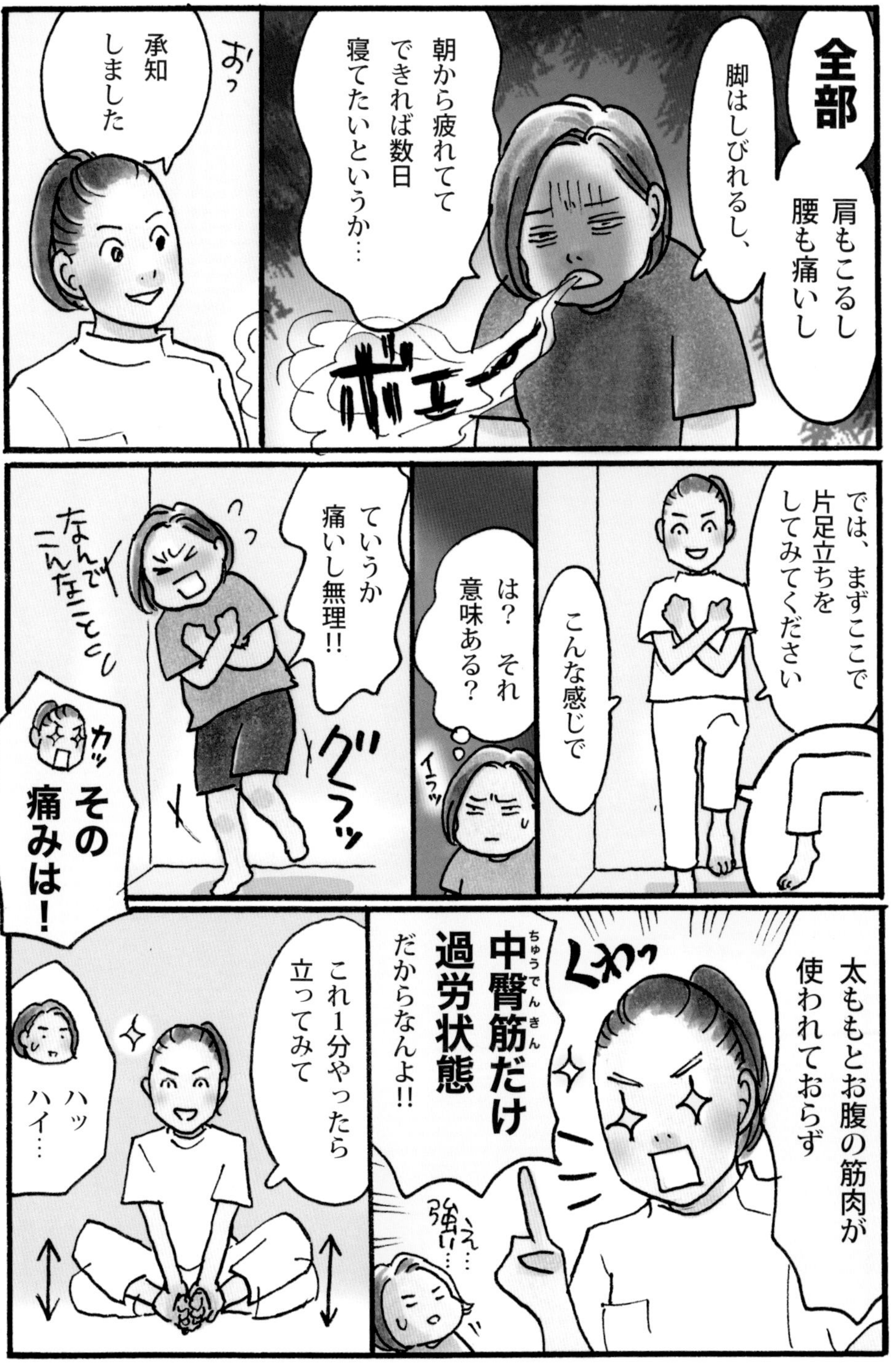
全部
肩もこるし
腰も痛いし
脚はしびれるし、
朝から疲れてて
できれば数日
寝てたいというか…
ボエー
おっ
承知
しました
では、まずここで
片足立ちを
してみてください
こんな感じで
は？ それ
意味ある？
イラッ
ていうか
痛いし無理!!
グラッ
なんで
こんなことに
カッ
その
痛みは！
太ももとお腹の筋肉が
使われておらず
くわっ
中臀筋《ちゅうでんきん》だけ
過労状態
だからなんよ!!
え…
強い…
これ1分やったら
立ってみて
ハッ
ハイ…

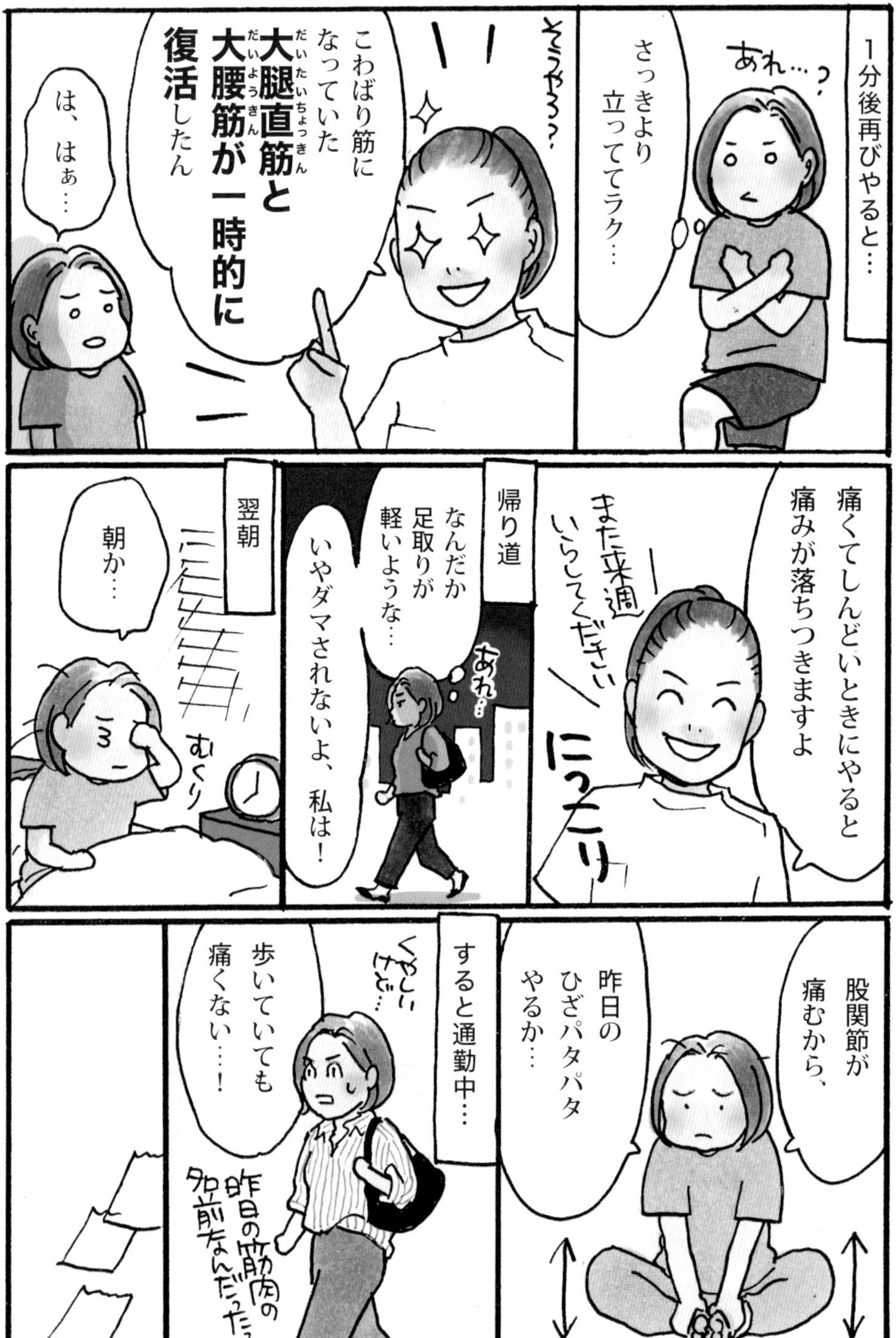
1分後再びやると…
あれ…？
さっきより立っててラク…
そうやろ？
こわばり筋になっていた大腿直筋《だいたいちょっきん》と大腰筋《だいようきん》が一時的に復活したん
は、はぁ…
痛くてしんどいときにやると痛みが落ちつきますよ
また来週いらしてください
にっこり
帰り道
なんだか足取りが軽いような…
あれ…
いやダマされないよ、私は！
翌朝
朝か…
むくり
股関節が痛むから、
昨日のひざパタパタやるか…
すると通勤中…
くやしいけど…
歩いていても痛くない…！
昨日の筋肉の名前なんだったっけ…

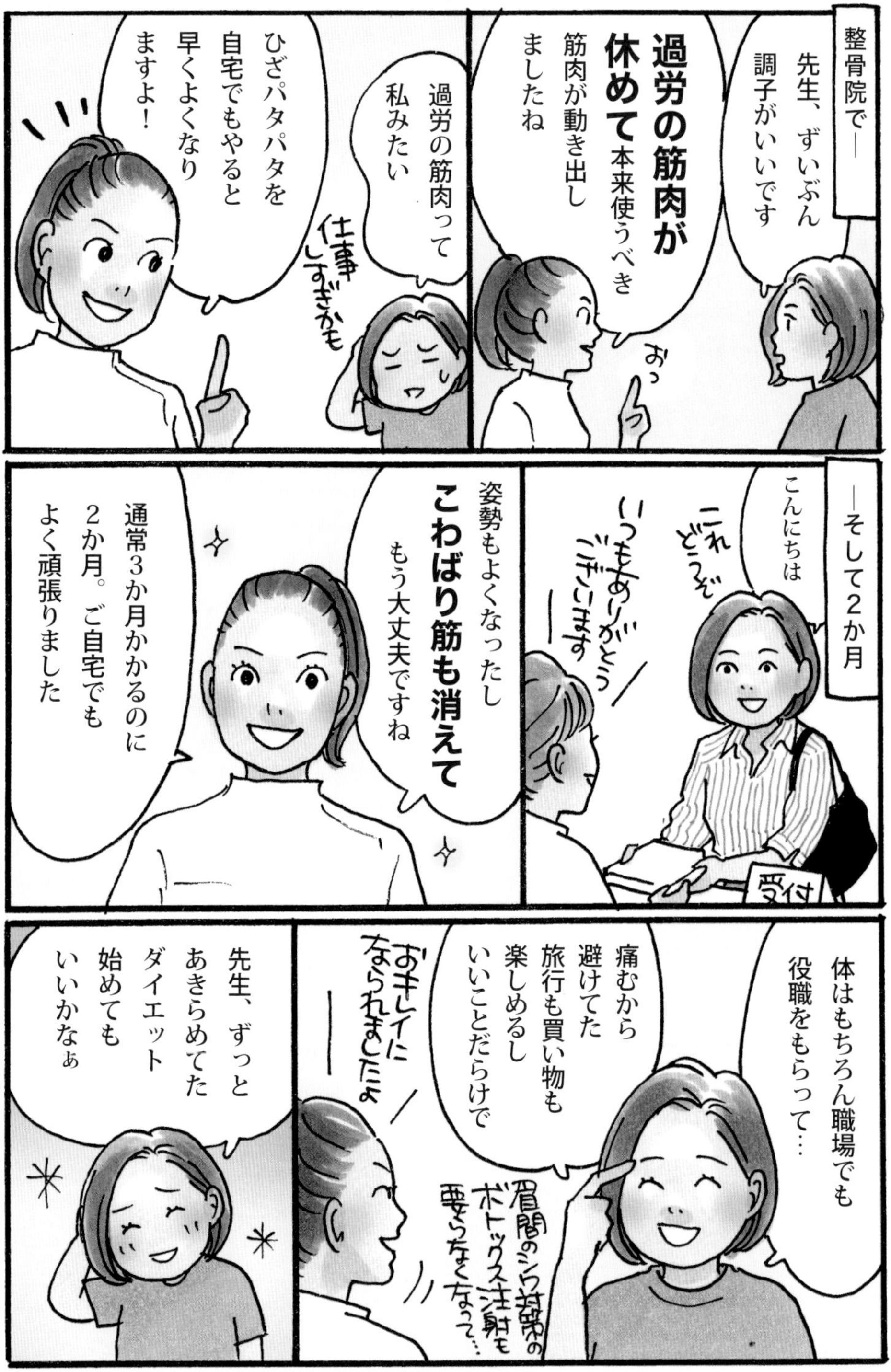
整骨院で—
先生、ずいぶん調子がいいです
過労の筋肉が休めて本来使うべき筋肉が動き出しましたね
おっ
過労の筋肉って私みたい
仕事しすぎかも
ひざパタパタを自宅でもやると早くよくなりますよ！
—そして2か月
こんにちは
これどうぞ
いつもありがとうございます
姿勢もよくなったしこわばり筋も消えてもう大丈夫ですね
通常3か月かかるのに2か月。ご自宅でもよく頑張りました
体はもちろん職場でも役職をもらって…
痛むから避けてた旅行も買い物も楽しめるしいいことだらけで
眉間のシワ治療のボトックス注射も要らなくなって…
おキレイになられましたよ
先生、ずっとあきらめてたダイエット始めてもいいかなぁ

Contents

034

Chapter 2

気力まで奪い去っていく痛み

072

Chapter 3

しつこくつきまとう こり・不快感

094

Chapter 4

もはや腐れ縁なのか 女性の悩み

Staff

装丁●小口翔平＋畑中茜（tobufune）
本文デザイン●花平和子（久米事務所）
イラスト●進藤やす子
撮影●金田邦男
モデル●須藤響（SATORUJAPAN）
ヘア＆メイク●梅沢優子
執筆協力●土橋彩梨紗
DTP●髙本和希（有限会社天龍社）
校正●株式会社ぷれす

編集●小元慎吾（サンマーク出版）

Chapter 1

どうして
体のことで
我慢し続けないと
いけないの？

何をしても痛みや不調が消えないのは、なぜ？

ずっと我慢し続けて「もう、どうにもならない…」と意を決し病院に行ったら、待たされ続けて数時間。やっとたどり着いた5分の診察では、医師は目も合わせてくれなかった。「足が痛い」と言っても靴下の上からチラッと見るだけで、言われたのは「加齢ですね」。そして検査結果は、なぜか異常なし。ここまで費やした時間と労力は、いったいなんだったのか…。

仕方なくマッサージや整体を受けに行くと、その場では気持ちいいものの効果が長続きしたことなんてない。でも仕事だって家事だって、滞らせたらそのぶん溜まっていくし、時間は待ってくれない。だから鎮痛剤を入れてしのぐ。

「どうして私の体は、こんななんだろう」

そう考えてしまうとき、ありますよね。いろいろ試しても解消しない体の悩みは、つらいものです。

このようなお話を患者さんから伺い、体の状態を確認して申し上げるのが、「筋肉がしゃべれたら、めっちゃ怒ってますよ」です。レントゲンで異常が見つからない痛みや、血液検査などでも原因が特定できず特効薬もないような不調を感じるまでのあいだに、じつは筋肉が声にならない悲鳴をあげていることが多いんです。

あまりにも我慢強い筋肉の秘密

部位にもよりますが、筋肉というのは、かなりひどい目にあわないかぎり、あなたに痛みを感じさせません。たとえば、重たい荷物を突然たくさん運ぶなどの無茶振りをしたら「筋肉痛」が起きます。あるいは、かなり長時間デスクワークをして限界まで肩が緊張すると「肩こり」が生じるのは、みなさんもご存じですよね。痛みがあるということは「異常」のサイン。これ以上使うと組織が壊れてしまうというメッセージです。

これらは筋肉が痛みやこりという症状を声高に訴えている状態ですが、その手前では悲鳴をあげません。なぜなら、少し体を動かしただけで筋肉が痛みを訴えていたら、日常生活に支障をきたすからです。

その理由は「こわばり動作」に体を狂わされたから

私たちの体には、少しずつの変化に慣れようとする性質があります。じつはこれがくせもので、たとえば毎日1ミリずつ背すじが丸まり猫背になっていったとすると、体はそれに慣れて適応しようとするのです。

「いつから痛みや不調を抱えたのか、もう思い出せない」

患者さんたちからこういうお話を耳にすることが多いのは、ほんの少しずつ腕の位置や首のカーブがずれていったり、股関節の可動域が狭まったりして、知らぬ間にどこかの筋肉に負担が集中していたからです。

じわじわと追い詰められていった筋肉は、悲鳴を上げることもできないまま、硬くなったり弱ったりしていきます。こうした「こわばり動作」が積み重なることで、原因不明と言われる痛みや不調を抱えていくのです。

日常生活でのこわばり動作は、じつは少し気をつけるだけで避けられるはずのものばかりです。やわらかいソファにはもたれかからない、スマホを見るときは姿勢を正すなど、大変なことや難しいことは必要ありません。

それでも多くの人が、こわばり動作を積み重ねるのは、体が、その日常動作をしたほうがラクと認識してしまうようになったからです。

日常動作の積み重ねが痛みや不調を呼び寄せる

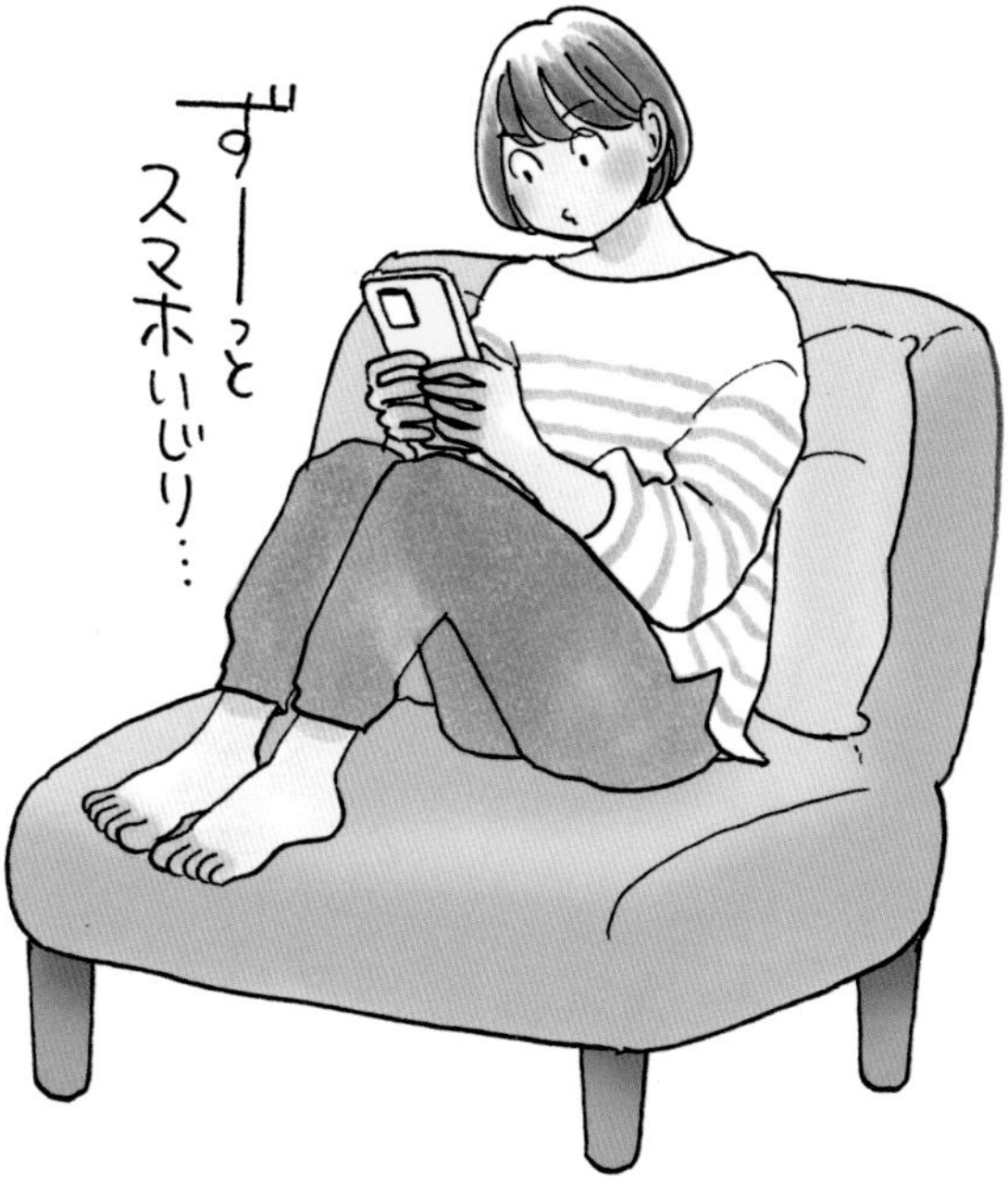

こわばり動作の積み重ねで生じる「こわばり筋」とは

さきほど、こわばり動作に体を狂わせられるというお話をしましたが、たとえばデスクワークで「あごを引くと窮屈《きゅうくつ》だから」と、少しあごを突き出していると、いつのまにか体は「それが正しい位置」と認識してしまいます。

ほかにも、患者さんに「腕を左右にまっすぐのばしてください」と申し上げると、左右の腕のどちらかが下がっていたり肩が前に出ていたりする方がほとんどです。これはご自身が水平だと思っていても、実際は「こわばり動作」の積み重ねで水平を再現できず、ずれた状態を体が水平と認識してしまうから。

これを「位置覚のずれ」と呼んでいます。

位置覚がずれていたら、こわばり動作から脱せるわけがありません。こうして延々とこわばり動作をくり返すうちに、体のどこかで、本来の働きとは別のことをさせられて割を食い、過労状態に陥る筋肉が生じます。

これが「こわばり筋」です。

一方で、働く機会を失って衰える筋肉も生じます。どちらも体の機能を低下させて、さまざまな痛みや不調を呼び寄せる原因となるもの。しかも、どこに生じているかわからないのがやっかいです。

体の位置の感覚がずれると
どこかの筋肉がこわばったり
衰えたりする

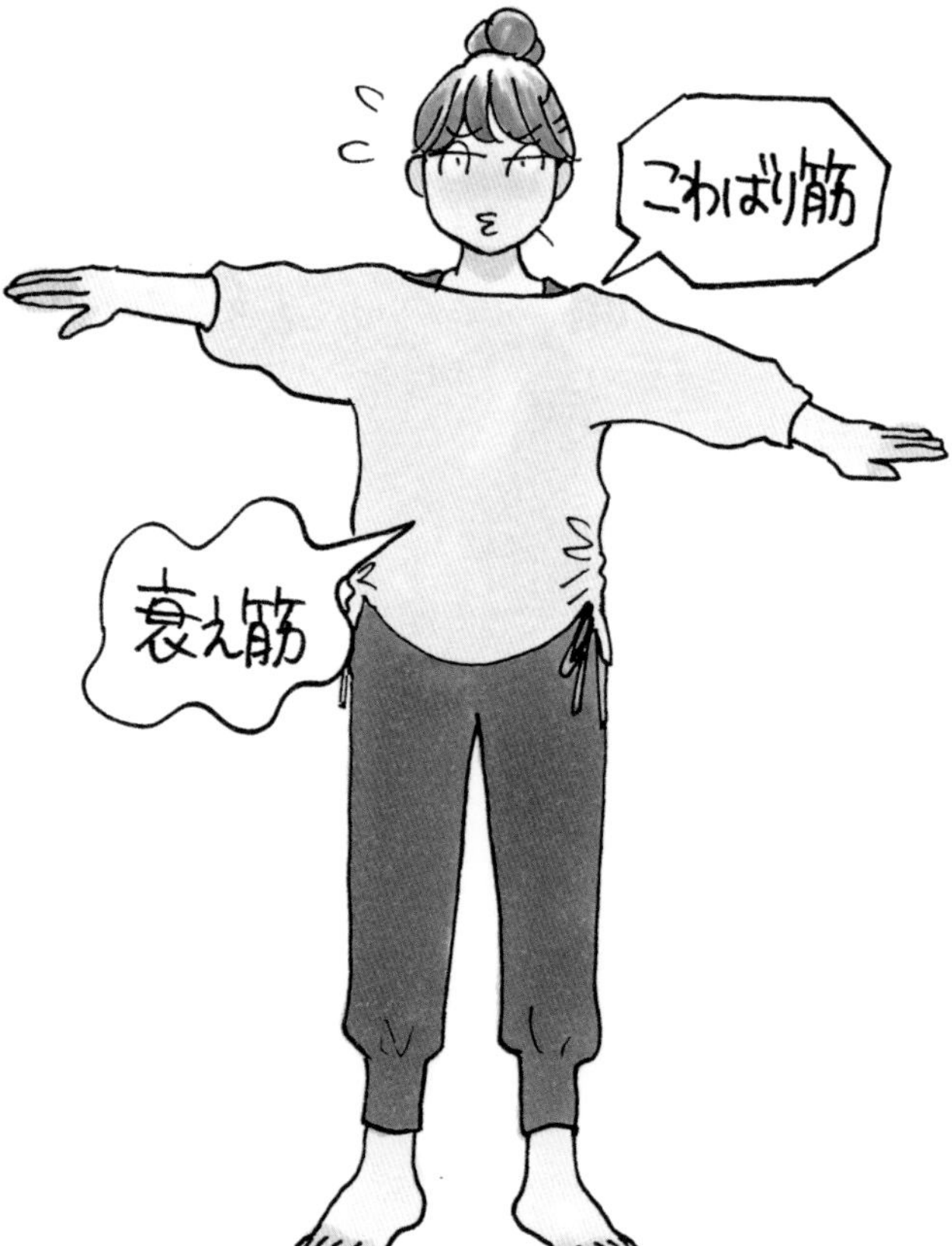

なぜ「こわばり筋」が治らない痛みや不調を呼ぶのか

少しラクになることはあっても解消はできない、つらい肩こり。これも、こわばり筋の仕業《しわざ》です。たとえばスマホを見るときに背すじをのばして首の位置を正し続けていられたら、頭や体の重みを骨が支えてくれます。そうすると筋肉は、最低限の体の重みを支えるだけでいいためラクです。

しかし、背すじが丸まったりあごを突き出していたりしたら、骨で支え、肩や背中などたくさんの筋肉が分担してくれる自然な姿勢と異なり、ごく一部の筋肉に負担が集中することがわかっています。

ほかの「もう治らないかも」とあきらめがちな痛みや不調も、どこかにできてしまったこわばり筋が関係している疑いあり。「肩がこるから」と硬くなっている筋肉をいくらもみほぐしたところで、その原因をつくったこわばり動作をやめないかぎり、こわばり筋は消えません。だから一時的によくなることはあっても治らないのです。

ちょっと怖いことを申し上げましたが、お伝えしたいことはシンプルです。

「こわばり筋ほぐし」をすると、痛みや不調の原因をつくったこわばり筋がその場でほぐれるだけでなく、続けるうちにこわばり動作が自然に出にくくなる、ということ。さらに体のポジティブな変化を実感できるような工夫も凝らしているので、どうかご安心ください。

こわばり筋がほぐれると
その場で症状がラクになる

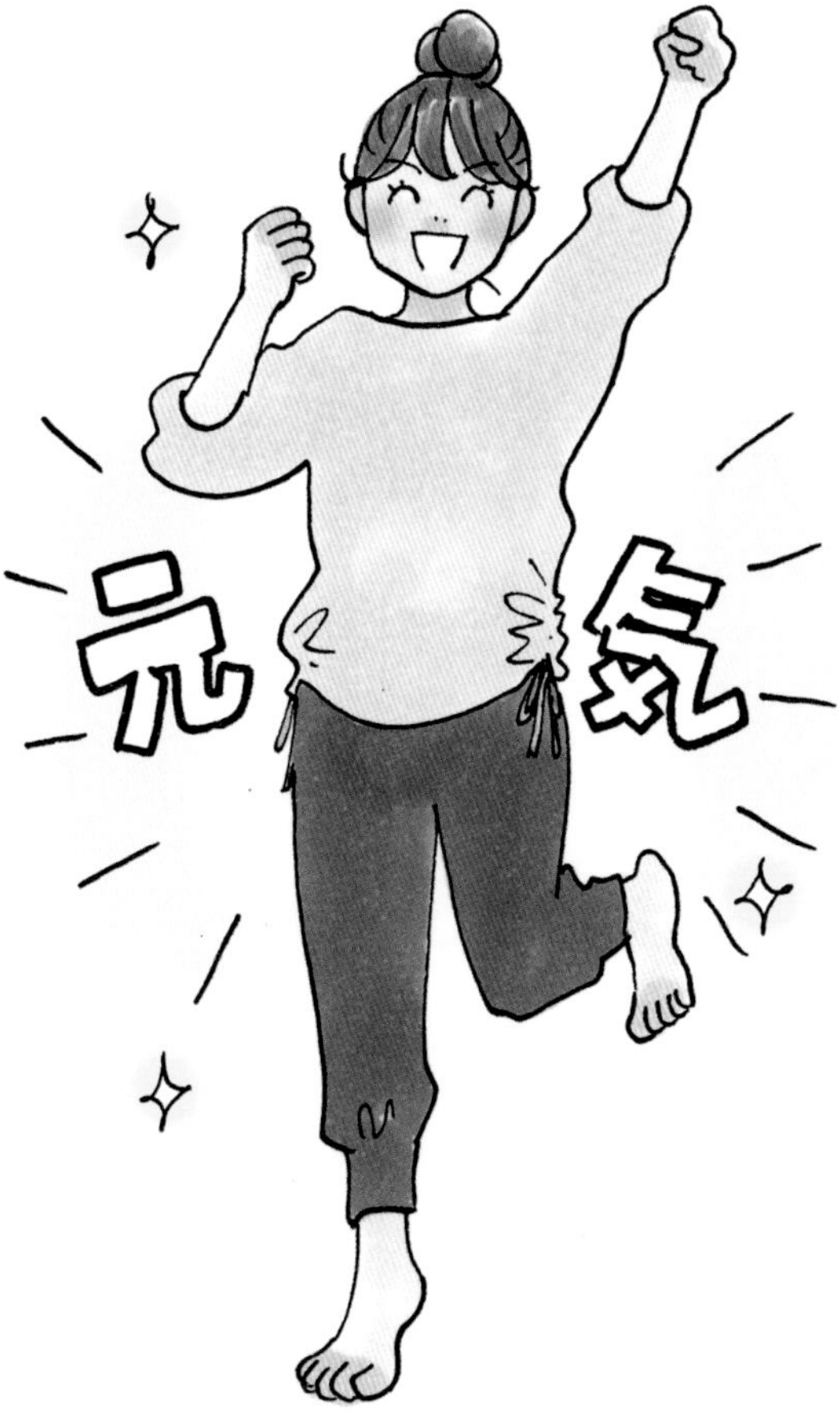

じつは脳までバグらせていく、おそろしいこわばり筋

深刻な体の悩みでご来院くださる患者さんのなかでも、特に大丈夫じゃないのに大丈夫なふりをして長年生きてきた方には、ある共通点がありました。

それは、少し失礼な言い方かもしれませんが「ちょっと怖い」とか、人を寄せつけないような印象を抱かれがちということです。カルテを見返しても、多くの方が言葉少なで表情も硬かったことが思い出されます。

でも、そんなことは当たり前ではないかと、私は思います。

ずっとつらい症状を抱えて誰も親身になってくれず、キツくても我慢し続け頑張ってきたのですから。かくいう私も、血を流していないから誰も心配してくれないけれど、本当にしんどかったことは数えきれません。

痛みや不調が続いたり症状が深刻だったりすると、気持ちに余裕がなくなるし、人に気を遣うことだって難しくなります。それが続くと、脳がだんだん症

状に支配されていくかのように、自分では気づかぬまま表情から明るさが消えていきがちです。こうして人にやさしくできなくなると人にやさしくされず、つらさはつのるばかりに。

もちろん通院しセルフケアとして「こわばり筋ほぐし」を続けると、体の症状とともに印象がやわらかくなり、素敵な挨拶《あいさつ》や気遣いをしてくださるようになっていきます。そうしたポジティブな変化を起こすお力添えが簡単にできるのが、こわばり筋ほぐしのいいところです。

こわばり筋があると
人間関係までうまくいかない

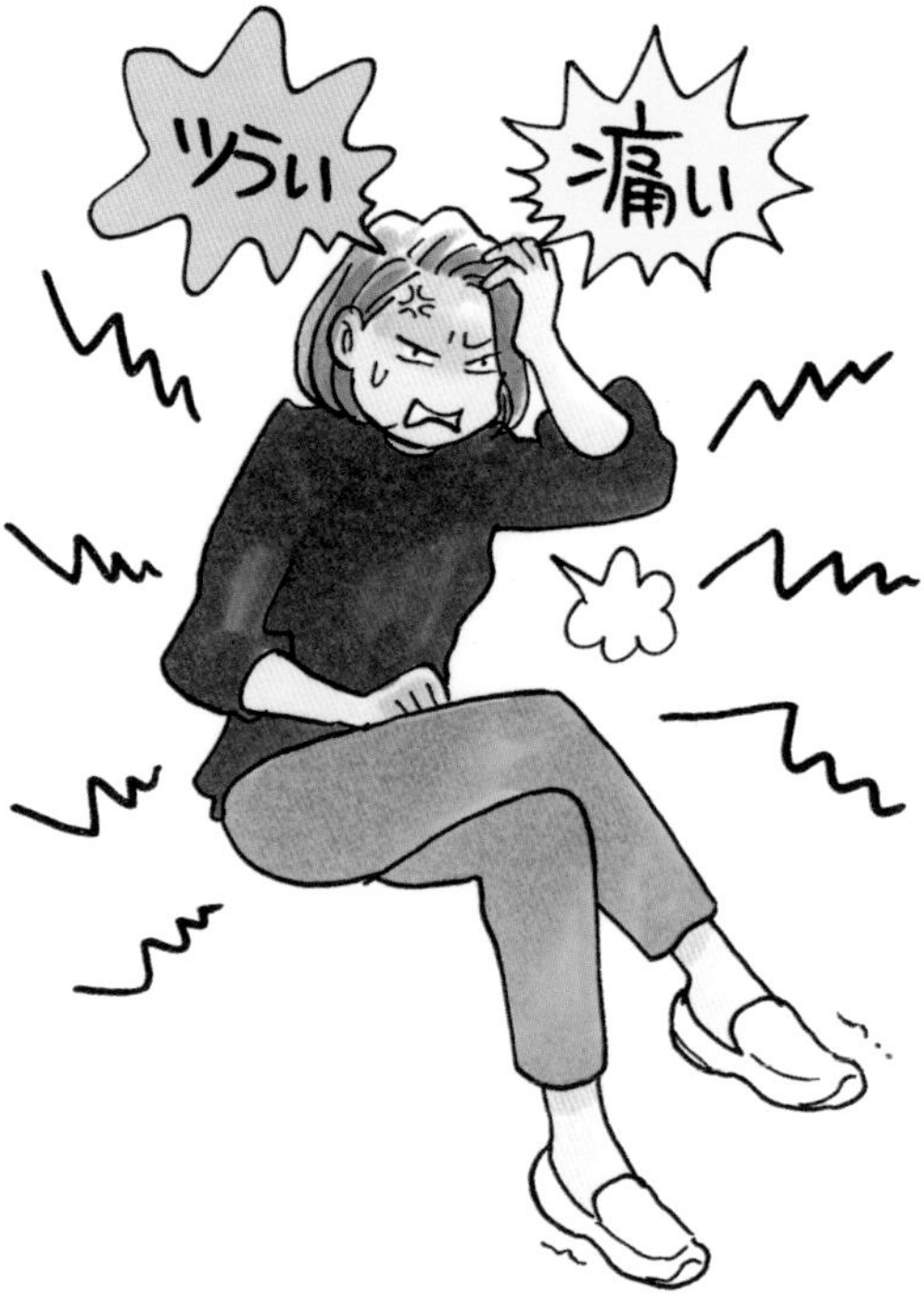

ここがすごい！

こわばり筋ほぐし 1

つらい痛みや不調の原因部位がわかる

痛みや不調の原因となるこわばり筋を見つけるのは難しいと申し上げましたが、こわばり筋ほぐしでは誰でも見つけられる方法をお伝えしています。それが「うまくできない動作」です。

高いところにあるものを取る、立ったまま前屈する、イスに腰かけたまま後ろを振り返る、…以前は確かにできたはずのことが、うまくできない。これは体を大きく動かさないことで、どこかの筋肉がこわばり、それが邪魔をして体が動かなくなったということです。

試しに両腕を真上に上げてみてください。これができたら、とても優秀。来院される方のほとんどは、腕が前のほうにしか上がりません。これは、肩が本来動くはずのところまで動かなくなったからです。肩甲骨と肩甲骨のあいだにある菱形筋《りょうけいきん》や胸の筋肉などが、こわばり筋になっています。

前屈も振り返る動きも、できなかったからといって日常生活で困ることは

いつのまにか体は動かなくなっていた

ありません。逆に困らないからこそ、そうした動きができなくなるのですが、どうでもよさそうな動きでも、それができないと、どこかに過労状態のこわばり筋が生じて痛みや不調の原因をつくります。

こうしてできたこわばり筋が日常生活で自然に解消されることは、残念ながらありません。ピンポイントで刺激しないかぎり、こわばった筋肉はこわばったまま。だから痛みや不調が消えないのです。

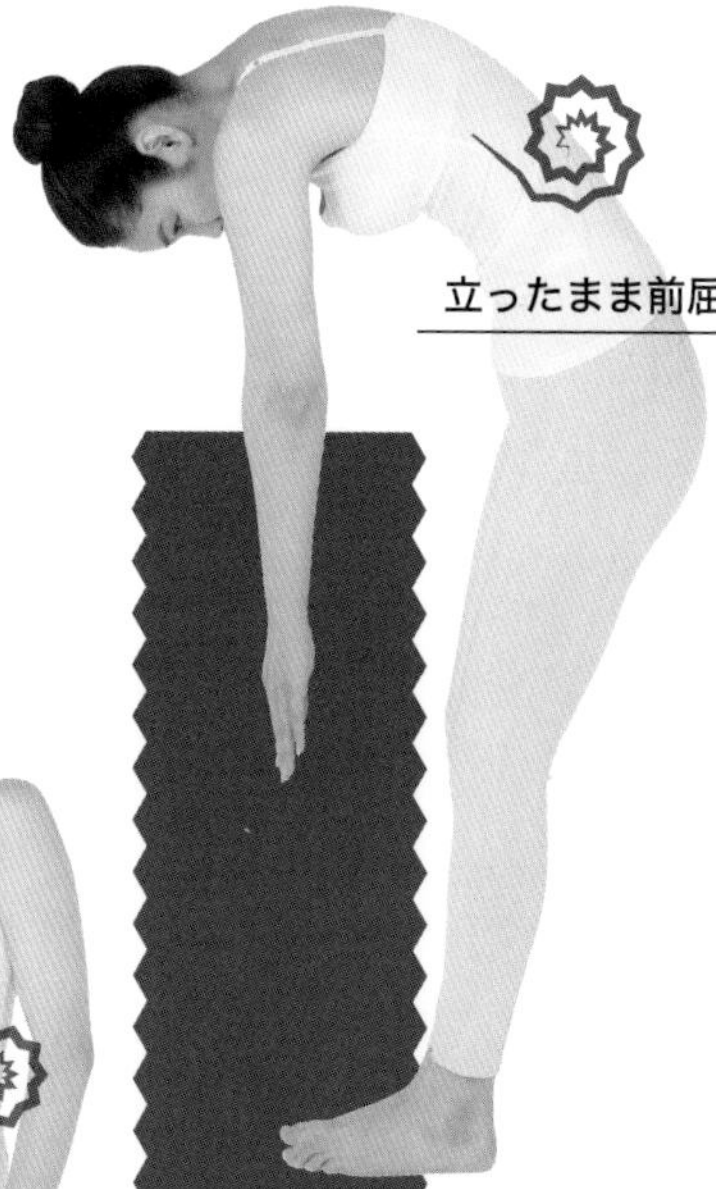

立ったまま前屈する

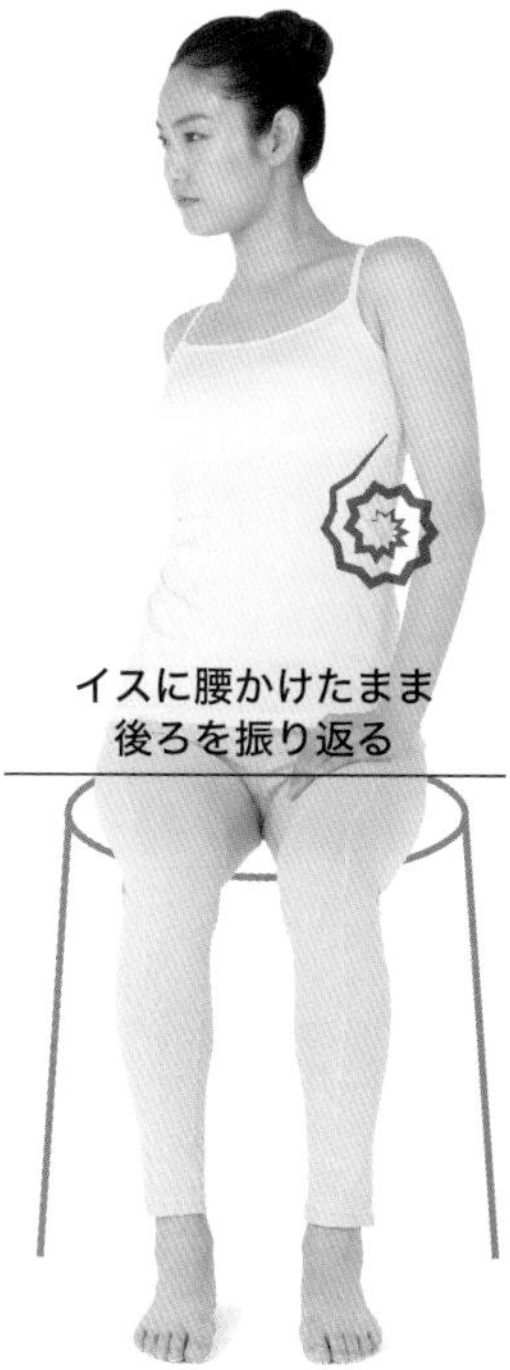

イスに腰かけたまま
後ろを振り返る

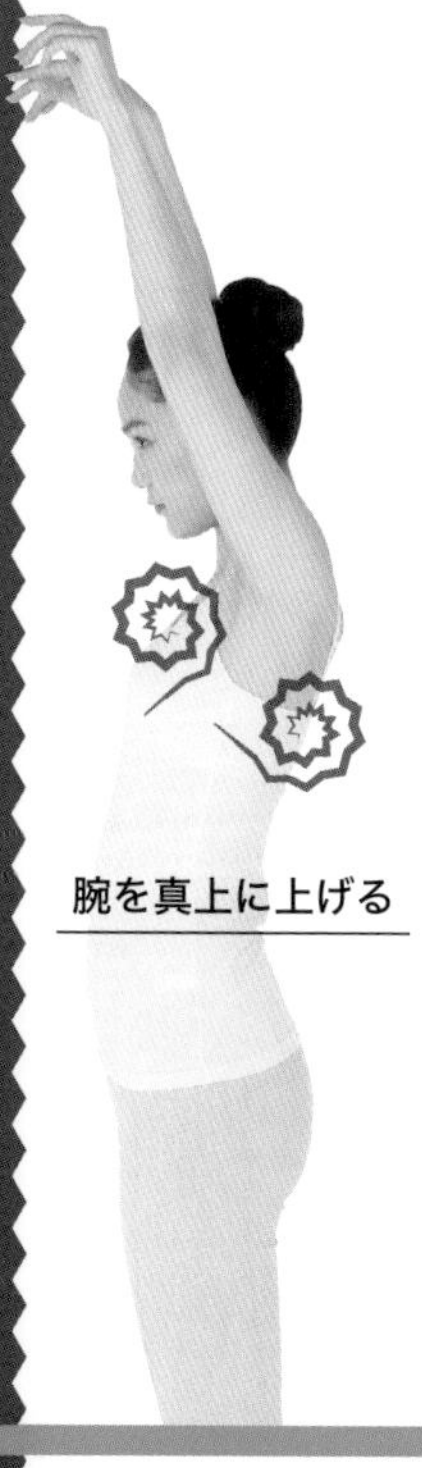

腕を真上に上げる

日常生活は同じ動きのくり返しが多いが、腕を真上に上げる、立ったまま前屈する、イスに腰かけたまま後ろを振り返るなどの普段しない動きに「できない動作」があることに気づく。ただ、それもすぐに忘れてしまいがち

ここがすごい！

こわばり筋ほぐし

2

最短10秒、厳選されたほぐし方で
痛みや不調にすぐ効く

こわばり筋は日常生活では自然にほぐれないと申し上げましたが、ではいったい、何をすればいいのでしょうか。

こわばり筋の困ったところの一つが、痛みや不調を抱えた部位に原因があるとはかぎらない点です。たとえば「生理痛がしんどい…」とおっしゃって来院された方の多くは、太ももにある大腿四頭筋がこわばり筋になっていました。たとえ患部とこわばり筋が同じ部位だったとしても、のばすのか、押すのか、引っぱるのか、最適な刺激法を選択しないと、うまくほぐれません。

しかもセルフケアの場合、筋肉や骨、神経や血管などの位置を踏まえて的確に刺激するのはなかなか困難です。もちろん、複雑な動きがあったり準備が必要だったりすると、やる気すら起きないでしょう。

こわばり筋ほぐしの多くが10秒でも痛みや不調にすばやく効くのは、短時間でひとりでもラクにできる、最も効果的な刺激法を見つけ出したからです。

こわばり筋になりやすい筋肉とは？

痛みや不調でしんどいときは、疲れることやめんどうなこと、時間のかかることなんてできませんよね。そういった患者さんの事情も踏まえて磨き上げたセルフケアが、こわばり筋ほぐしなのです。

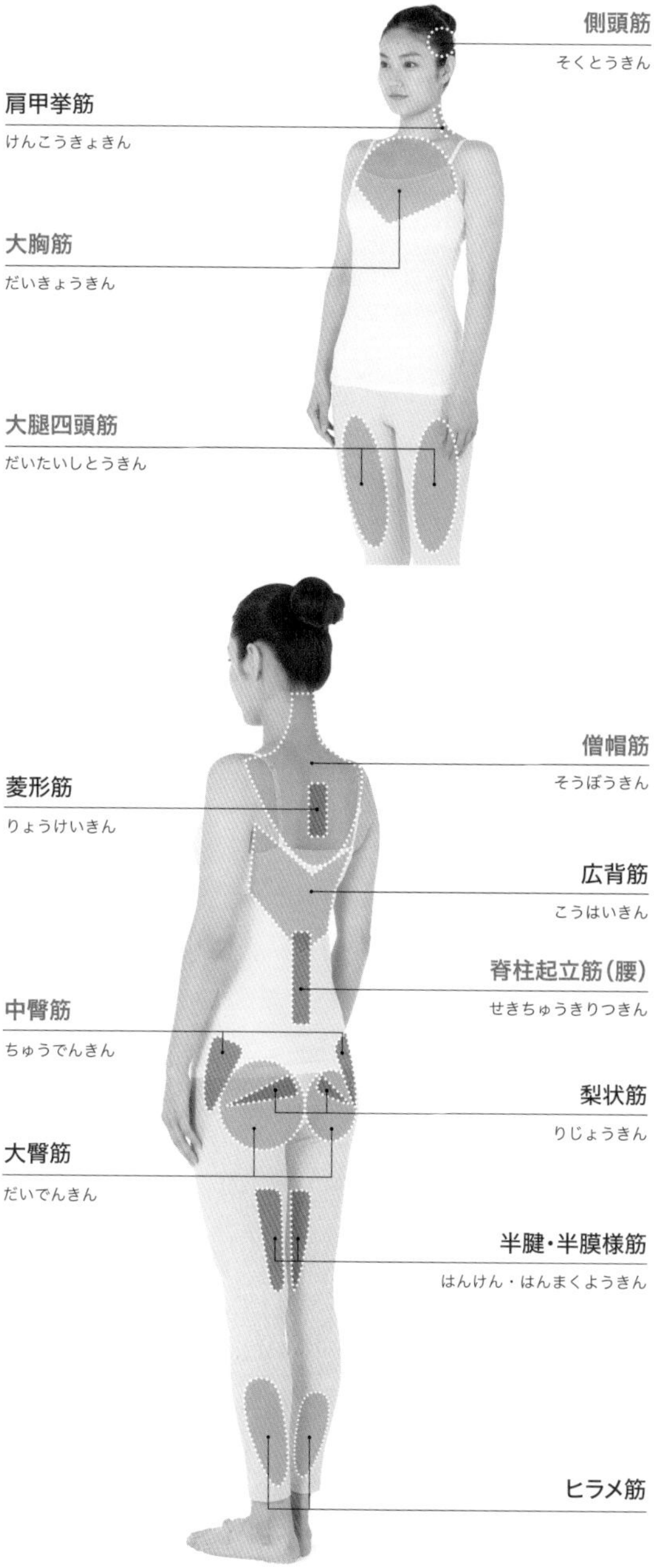
側頭筋
そくとうきん
肩甲挙筋
けんこうきょきん
大胸筋
だいきょうきん
大腿四頭筋
だいたいしとうきん
僧帽筋
そうぼうきん
菱形筋
りょうけいきん
広背筋
こうはいきん
脊柱起立筋（腰）
せきちゅうきりつきん
中臀筋
ちゅうでんきん
梨状筋
りじょうきん
大臀筋
だいでんきん
半腱・半膜様筋
はんけん・はんまくようきん
ヒラメ筋

耳慣れない筋肉名が並んでいると思われるかもしれないが、これらは腕や脚を大きく動かす、体幹や首をひねるなどといった、普段しなくなった動作に関係する筋肉と、姿勢の乱れに関係する筋肉が多い

ここがすごい！

こわばり筋ほぐし

3

体を回復モードに変えることで
不調が勝手に遠ざかる

来院された方のなかでも、大丈夫なふりをして生きてきた方ほど、症状の詳細を説明できません。おっしゃるのは「肩がこるんです」「腰が痛い」くらい。しかも長期間患っていたことで、治ることを半ばあきらめていたり否定的な態度だったりします。特に高齢の方ほど、その傾向にありました。

「治らない」「悪くなる一方」と思い続けて数十年、というような方の体を一瞬で治すのは簡単ではありません。その場では治ったように感じてくださったとしても、体の使い方が変わらなければ１００％再発します。そうしてたどり着いた答えが「体は必ず変わる」と、その場で実感いただくことでした。

肩がこるという方で、首の肩甲挙筋がこわばっていることがわかったら、まず「原因は首の肩甲挙筋という筋肉が〝こわばり筋〟になったからです」とお伝えし、首を左右に回していただきます。

そのときの首をひねる角度を覚えてもらい「首横のばし」を一緒に実践。

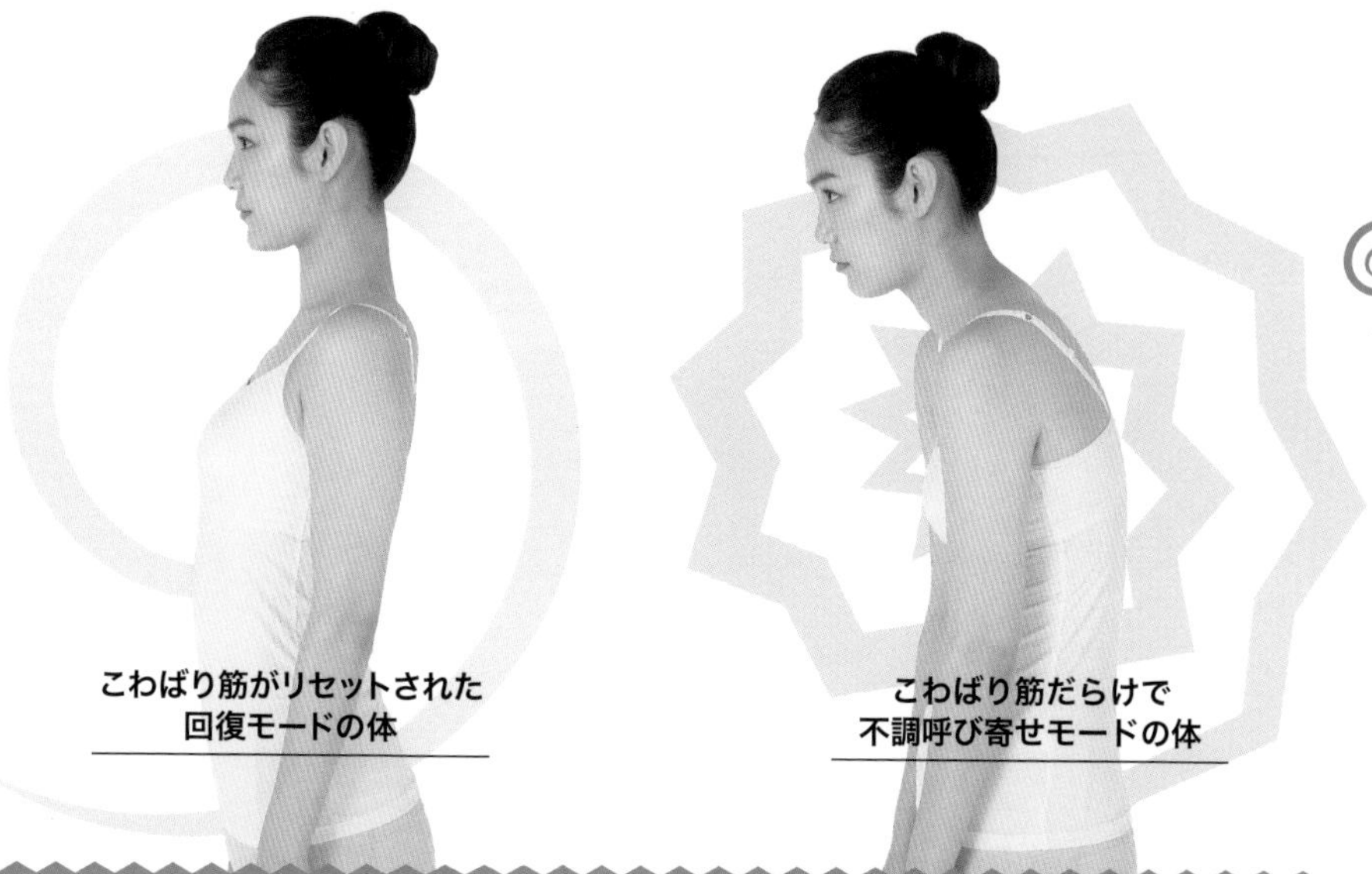
こわばり筋がリセットされた
回復モードの体
こわばり筋だらけで
不調呼び寄せモードの体

不調呼び寄せモードの体が回復モードに変わる

そうすると肩のこりが緩和されるのは当然ですが、より左右に首が回るようになり首をひねる角度まで変わります。

この「症状が緩和した」＋「できないことができた」には、すごい効果がありました。患者さんの表情が一変してやわらかくなったのを何度も目のあたりにしましたし、多くの方は真剣に体と向き合うようになります。

そして「これを続けたら必ず体は変わりますよ」と申し上げたときの患者さんの笑顔を見るのが楽しみで、私は20年以上治療家を続けているのかもしれません。

こうして症状をつくった原因を消すと体は回復モードに一変し、痛みや不調が勝手に遠ざかるようになるのです。

Chapter 2

気力まで
奪い去っていく
痛み

腰痛…1

腰の真ん中
骨盤の上あたり

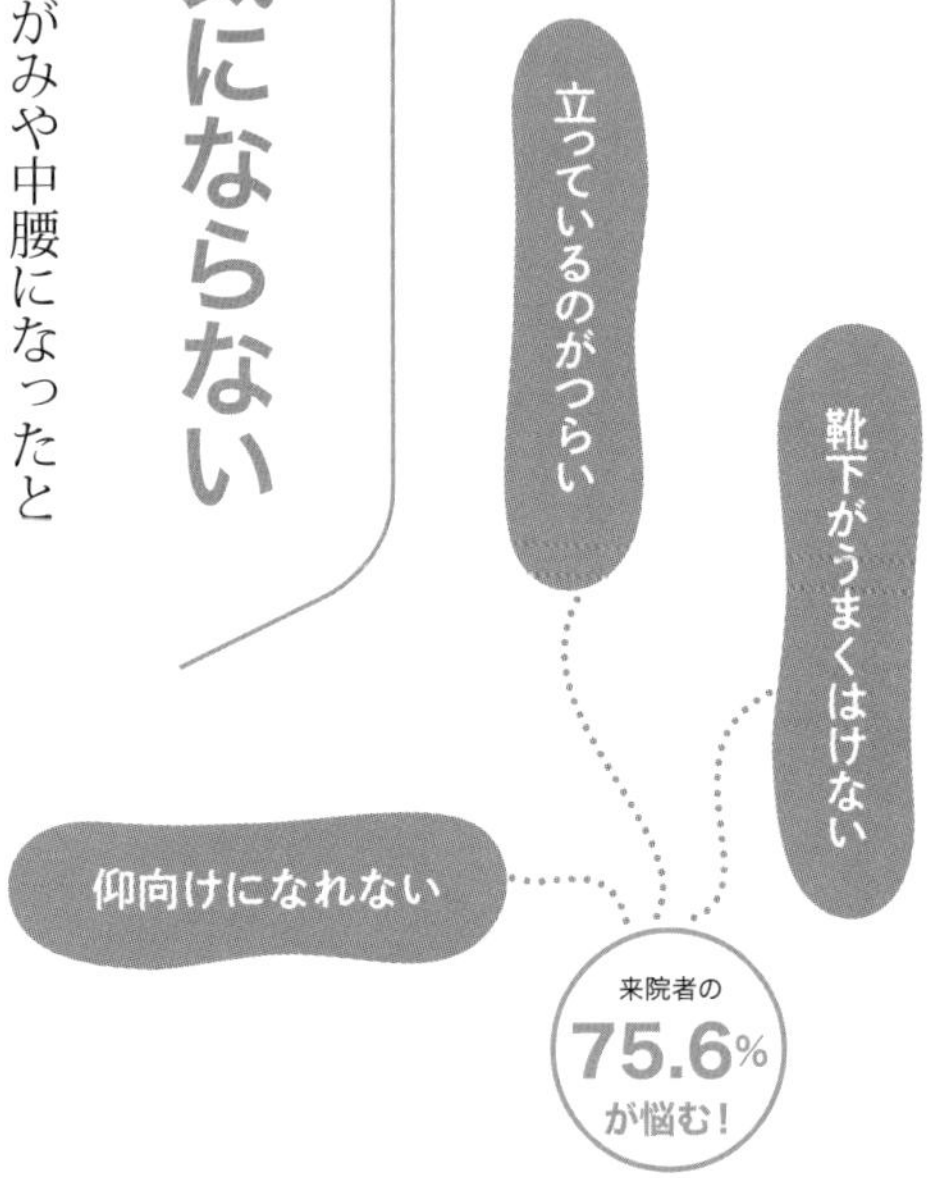

立っているのがつらい
靴下がうまくはけない
仰向けになれない
来院者の
75.6%
が悩む！

つねに痛むから積極的に何かする気にならない

立っていても座っていても仰向けに寝ても痛み、前かがみや中腰になったとき、立ち上がったときなど、姿勢を変えた際に特に強く痛みます。そのため仕事や家事などをするのがどんどんおっくうになり、物ごとに全力で取り組むとが不可能に。腰痛が生じる不安から、電車や車での移動、映画や旅行などで長時間座ったり立ったりすることを控えがちになります。仕事や家事を、本当はもっとできるはずだしやりたいのにできない、と自責の念にかられる人も少なくありません。不安だし、つらいですよね。

このタイプの腰痛の原因は、前かがみになる姿勢が常態化していること。デスクワークでも家事でも、つねに上半身が前に傾いていると背骨（腰椎）を左右にねじる動きが激減し、背骨の可動域が狭まります。すると背骨を支える脊柱起立筋（腰部）が、動きにくくなったり、前傾姿勢のバランスを取ろうとして過剰に働いたりして過緊張を起こし、腰痛を招いてしまうのです。

長時間座るなどして同じ姿勢を続けたあとで立ち上がるなど、姿勢を変える際には、あらかじめ上半身を左右にねじっておくと腰痛を予防できます。また、胸を開いて腰を反らし、お腹の前をのばして、ゆっくりと呼吸すると腰痛の軽減に役立つので、ぜひお試しください。

脊柱起立筋（腰部）がこわばると

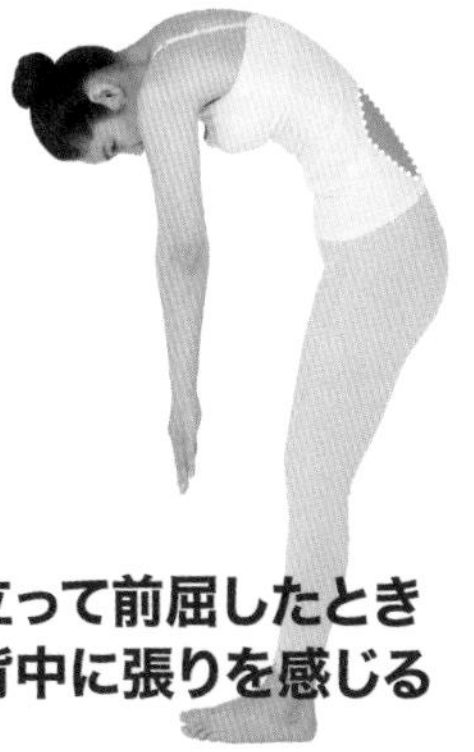

立って前屈したとき背中に張りを感じる

座りおじぎ

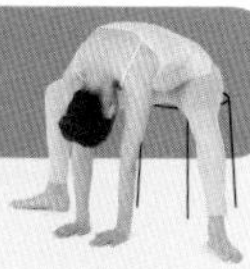

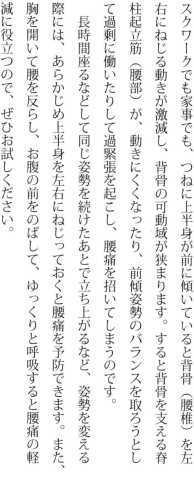

をすると…

痛みに即効

すぐに腰痛がやわらぐ

- 前かがみになってから戻す動作がしやすい
- 仰向けでお尻を浮かせても痛くない

続けることで体質改善

1週間で背すじがのびるようになってくる。2か月で起き抜けの痛みが消える

長年苦しんだ腰痛にも効く

首や胸に比べると、腰の背骨は動きが制限されやすい部位。そこの動きを集中的によくすることが、長年の腰痛を解消する鍵を握ります

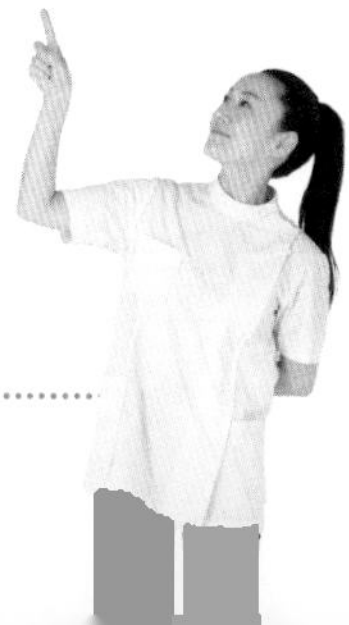

腰痛…①

腰の真ん中／骨盤の上あたり

座りおじぎ

10秒

背骨（腰椎）を前後に動かして可動域を取り戻し、こり固まった脊柱起立筋をのばしてほぐす体操。脊柱起立筋がほぐれると背骨を支えやすくなり、背すじがまっすぐにのびて脚を上げやすくなる効果も。

即効性レベル

低・普通・高

How to

1 イスに腰かける

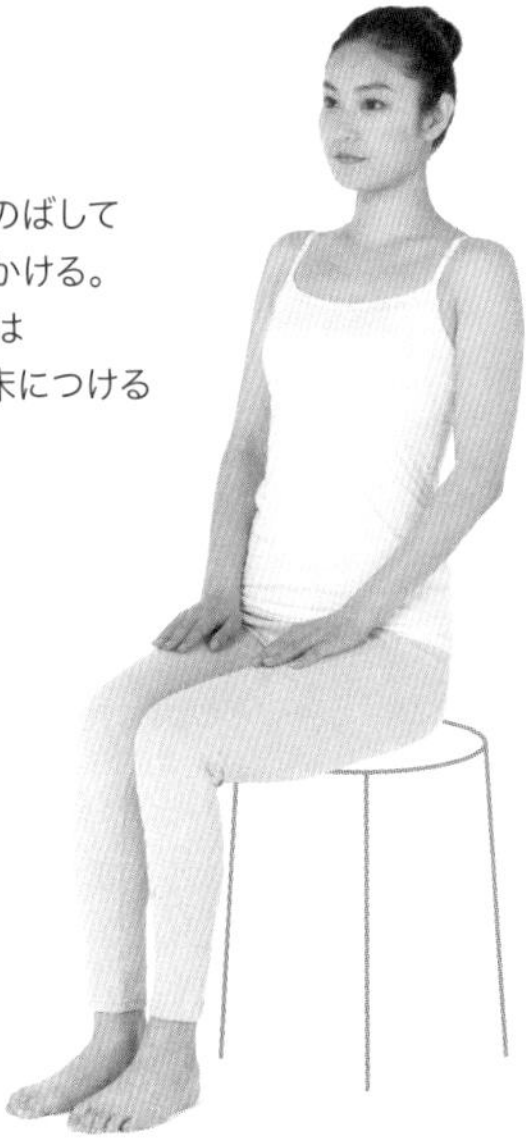

背すじをのばして
イスに腰かける。
両足の裏は
しっかり床につける

2 脚を大きく開く

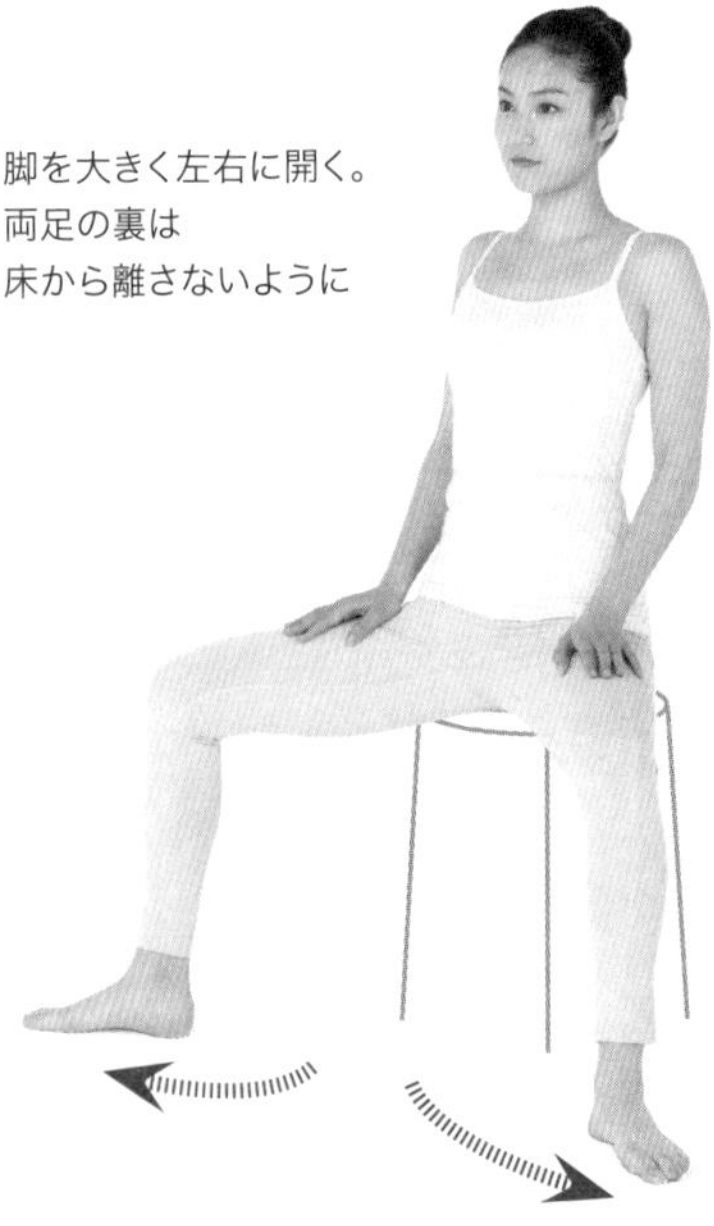

脚を大きく左右に開く。
両足の裏は
床から離さないように

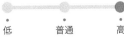

3 上半身を前に倒す

上半身を前に倒して、
イスの座面の裏を
のぞき込むような姿勢に

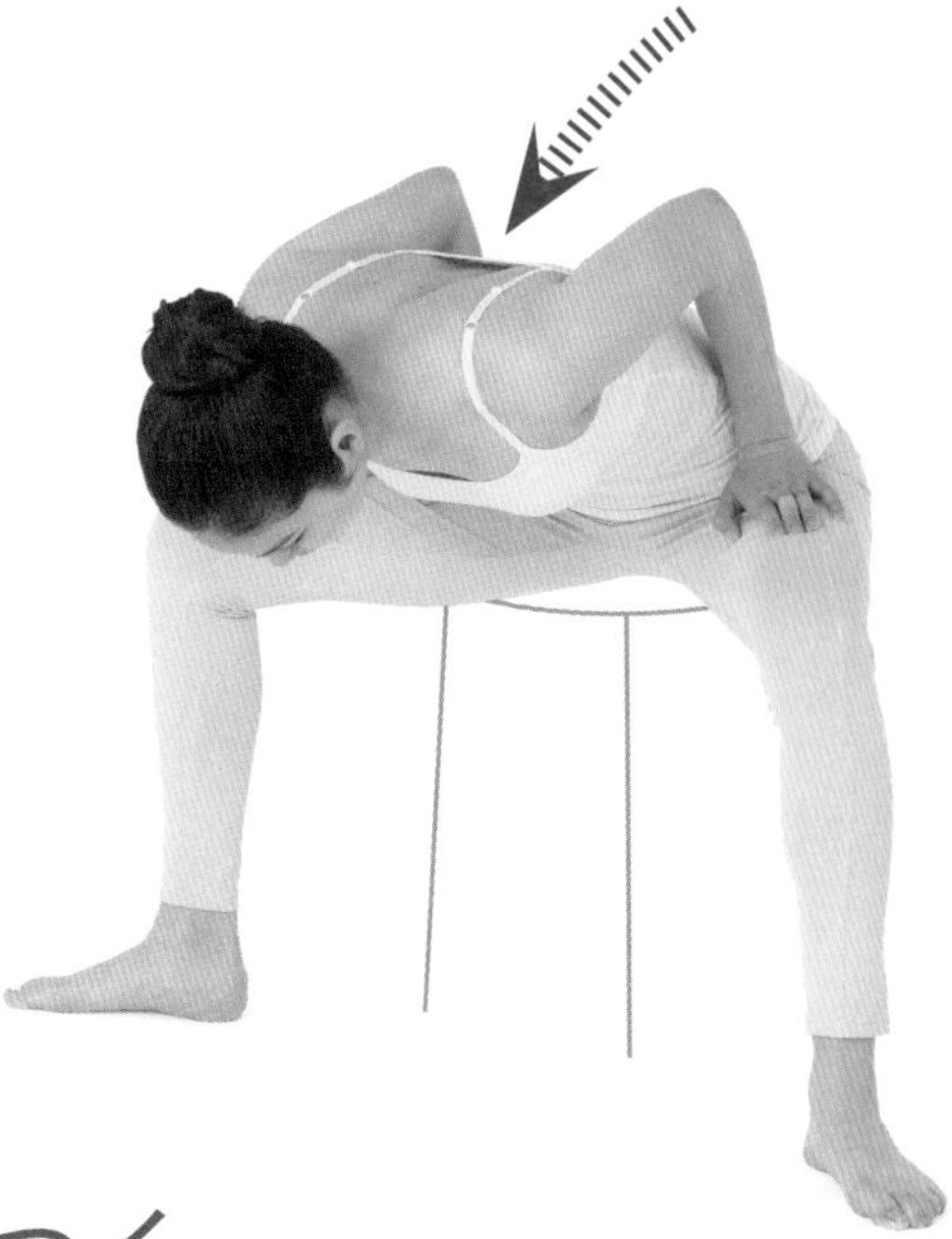

4 床に手をつく

イスの座面の裏をのぞき込むような姿勢のまま、手のひらを床につく。
自然な呼吸を3回くり返し、元の姿勢に戻る

10秒キープ

腰がほぐれる～

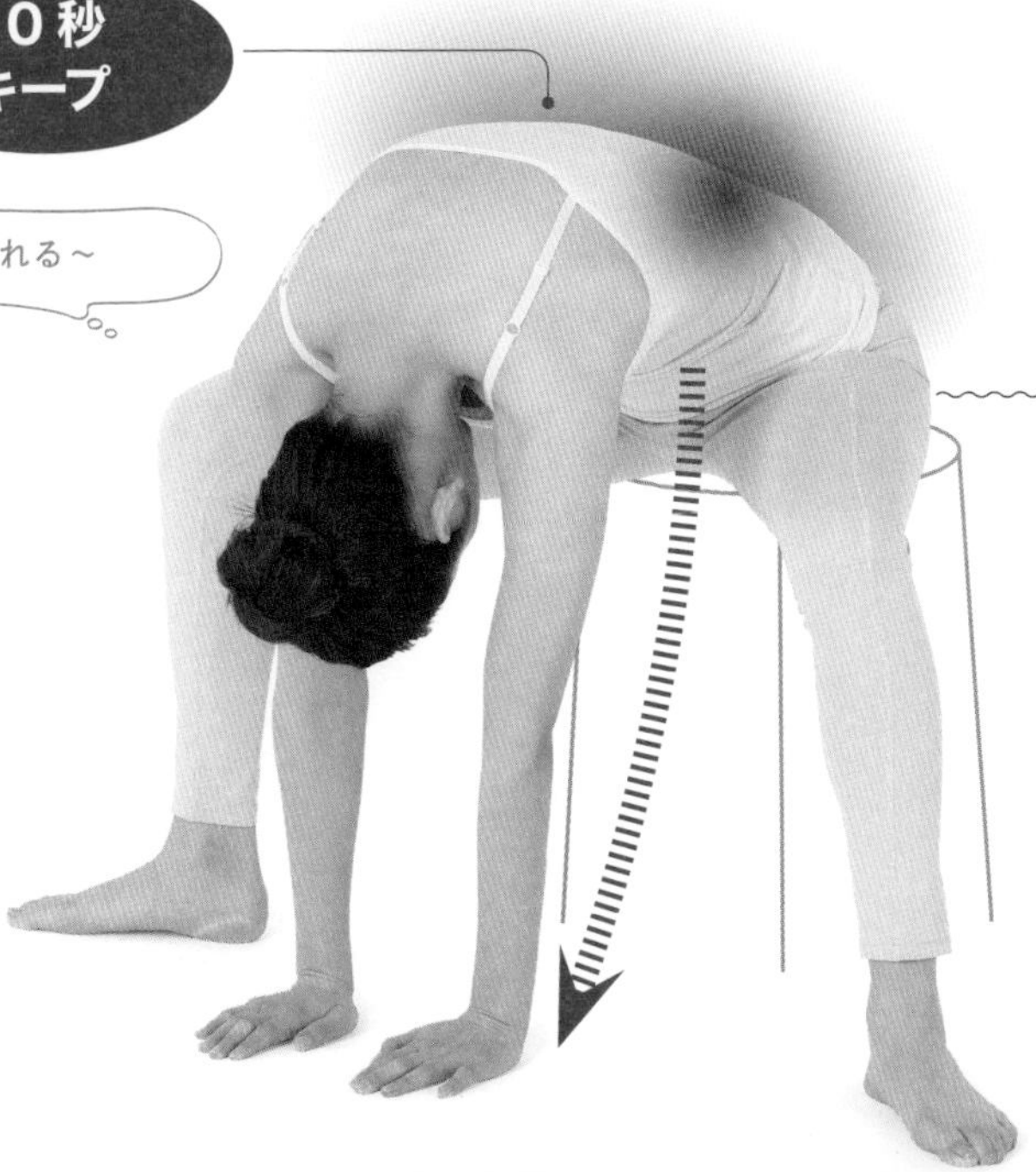

NG

お尻が浮く

お尻が浮くと脊柱起立筋への効果が低い。その場合は指をつくだけでも

腰痛…2

骨盤の真ん中 仙腸関節

少し動くと痛い
しゃがむのがつらい
床掃除がキツい
来院者の75.6%が悩む!

体を動かすたびに鋭い痛みが走る

立ち上がったり座ったり、物を持ち上げたりしたときに腰にピキッと鋭い痛みが走る腰痛。踏ん張ろうとすると痛むため力が入らず、腰が抜けるような感覚があります。しゃがむとつらいため、トイレで用を足すことも掃除をすることも難題で、サッと動くことが難しく自然と動作が鈍くなるケースも。あまりに鋭い痛みから、這うようにして来院される患者さんもいらっしゃいました。

すべての原因は、仙腸関節《せんちょうかんせつ》の動きが悪くなっているから。骨盤は真ん中に仙骨、その左右に蝶のような形の腸骨があり、仙骨と腸骨をつなぐ関節を仙腸関節といいます。この関節には、歩行などの際に足からの衝撃を太ももの大腿骨、腸骨を伝って吸収する役割が。仙腸関節の動きが悪くなると、その衝撃が吸収できなくなり、腰や脚、足の裏に負荷が蓄積して痛みが生じるのです。仙腸関節は「動いて2㎜」といわれますが、もともとの動きが微小だからこそ動かなくなるとやっかいです。前かがみになったり片足に重心をかけたり、腰を丸めて仙骨部分で座ったりすることが多いと、仙腸関節が動きにくくなります。

この場合はできるだけ、お尻と太ももの境目にある座骨で座ることを習慣づけましょう。片足重心になりがちな人は、立っているときにお尻が体の中心軸にくるよう意識してみてください。

仙腸関節まわりがこわばると

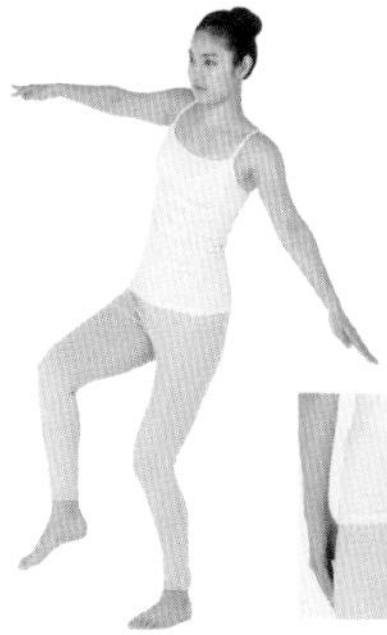

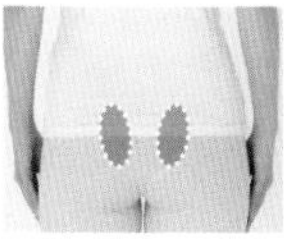

太ももを高く上げる片足立ちでグラつく

お尻ふりふり

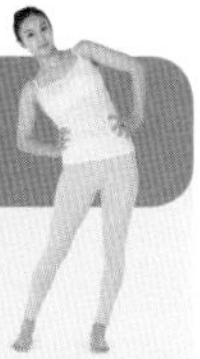

をすると…

痛みに即効

体を動かしたときの腰痛が軽減

- 立ち上がるとき前かがみにならなくてすむ
- しゃがみやすくなる

続けることで体質改善

1週間で足が軽くなる。2か月続けると、しゃがんでも後ろに転びそうにならなくなる。踏ん張りがきく体に

ゆるんだ骨盤を引き締める効果大

くしゃみなどをきっかけに、ぎっくり腰を呼びやすいのが仙腸関節のこわばりです。ここの動きがいいと骨盤が引き締まり、体幹も安定。日常の所作もきれいになりますよ

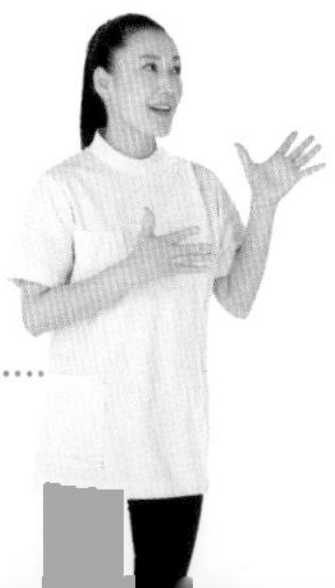

腰痛…②

骨盤の真ん中／仙腸関節

お尻ふりふり

10秒

お尻をふって体の重心を左右に移動することで、仙骨と腸骨の本来の動きを再現した体操。腰への負担が軽減し痛みがやわらぐほか、立ち上がったりしゃがんだりする日常動作がしやすくなります。

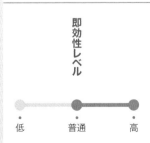

即効性レベル

低　普通　高

How to

1 腰に手を当てる

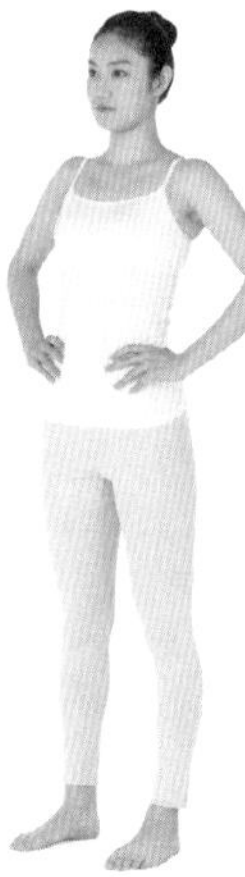

足を肩幅に開いて立ち、ひざをピンとのばす。左右の手を腰に当てる

2 股関節を前に突き出す

お腹を前に出すのではなく、股関節を突き出す

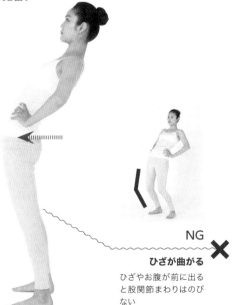

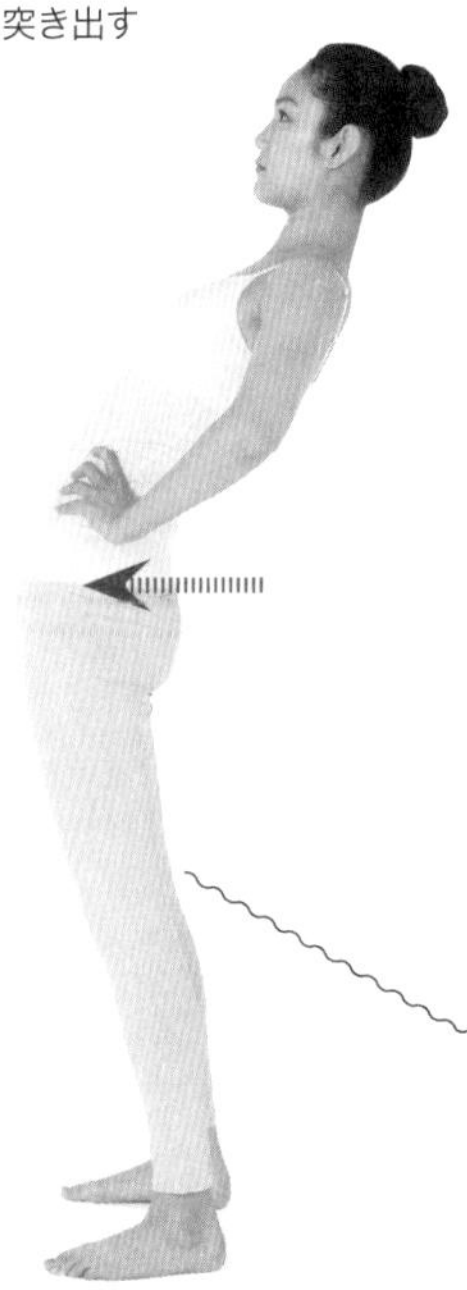

NG ✕

ひざが曲がる

ひざやお腹が前に出ると股関節まわりはのびない

3 そのまま骨盤を右に

股関節を突き出したまま骨盤を右に動かし、
上半身は左に倒す。
太ももの前がのびる感覚がある

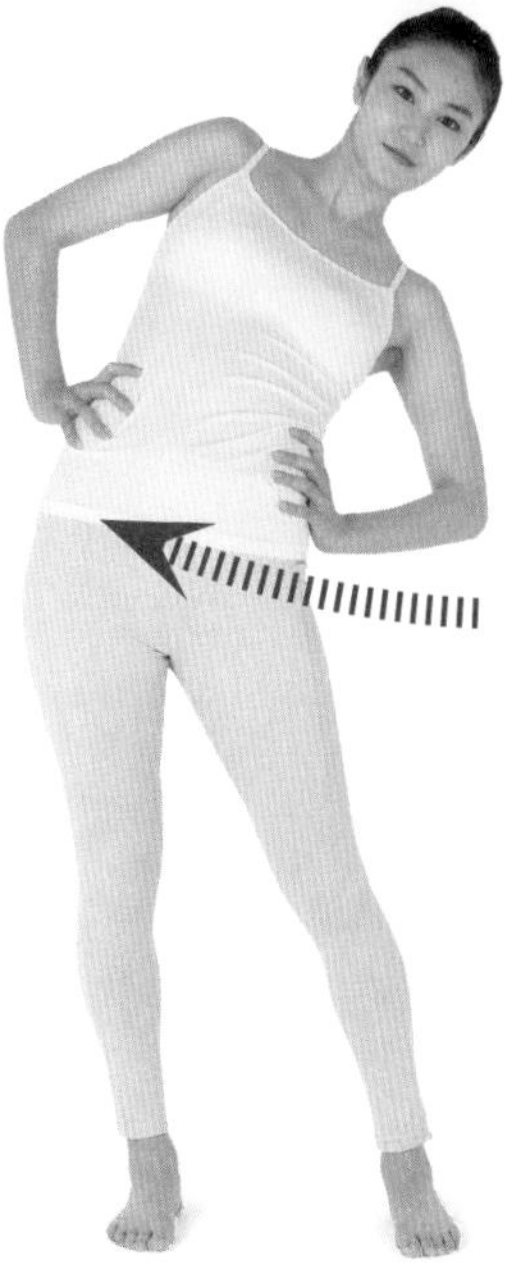

痛みにくくなってきた～

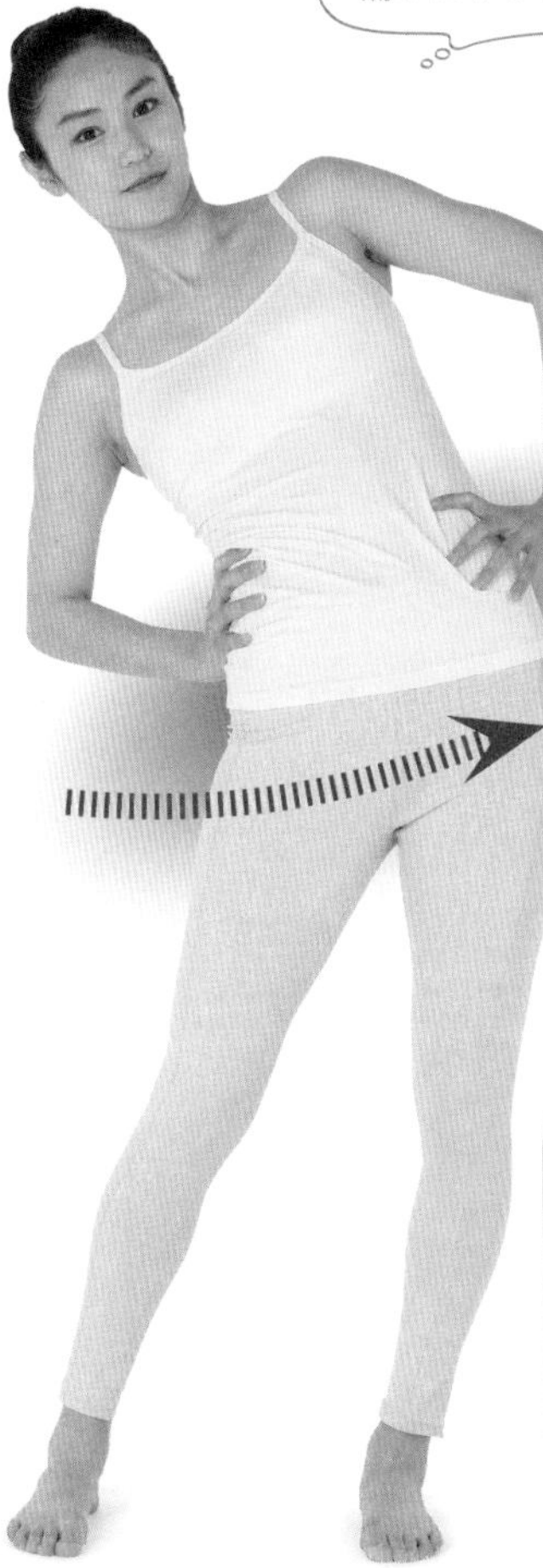

4 そのまま骨盤を左に

股関節を突き出したまま骨盤を左に動かし、
上半身は右に倒す。太ももの前がのびる感覚をキープ

3と4を交互に
5回くり返す

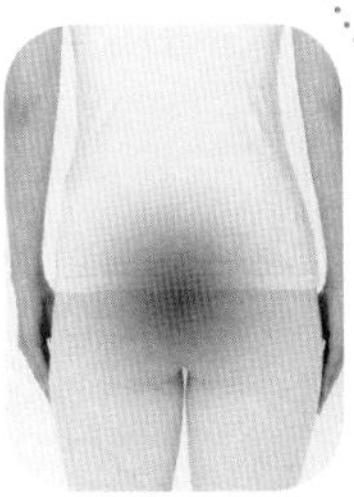

Back

POINT

手で腰を押す

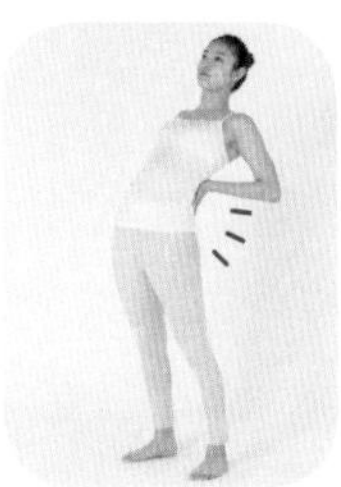

頭痛・・・1

側頭部

こめかみ

歯の食いしばりで頭の筋肉がこわばったままに

眉間にシワが寄る

鎮痛剤が欠かせない

仕事でぐったりする

来院者の72.1%が悩む!

こめかみまわりなど、側頭部を中心に起きる慢性的な頭痛で、眉間《みけん》にシワが寄ったり鎮痛剤が手放せなくなったりする人は少なくありません。痛みで集中力が削がれ、仕事や家事がはかどらないことも多々あり、本人は「時間管理が下手」とおっしゃるものの、実際は頭痛のせいで作業効率が落ちてしまっています。頭痛だけでなく肩こりも併発し、吐き気や気持ち悪さを感じることも。側頭部、首、肩、腕の筋肉と神経のつながりから、必要以上に手が力んでしまいがちになります。硬いものをかむと、あごが疲れやすいのも特徴です。

原因は、上下の歯のあいだにすき間がなくなったことにあります。いつも歯が接触している、あるいは食いしばりやかみしめがあると、こめかみにある側頭筋が過剰に働いてガチガチに硬くなり、側頭部を締めつけて痛みが生じるのです。普段から緊張しやすい、あるいはずっと下を向いて作業をしているなど、同じ姿勢を長時間続けると引き起こされることが多い症状です。

ときどき口を大きく開けて緊張をリセットしてみたり、上下の歯が接触しないよう、少しすき間を開けておいたりするのがポイント。それを忘れないように、デスクワーク時なら、パソコンのモニターなどよく目につく場所に「歯をかみしめない」と書いたメモを貼るのもいいでしょう。

側頭筋がこわばると

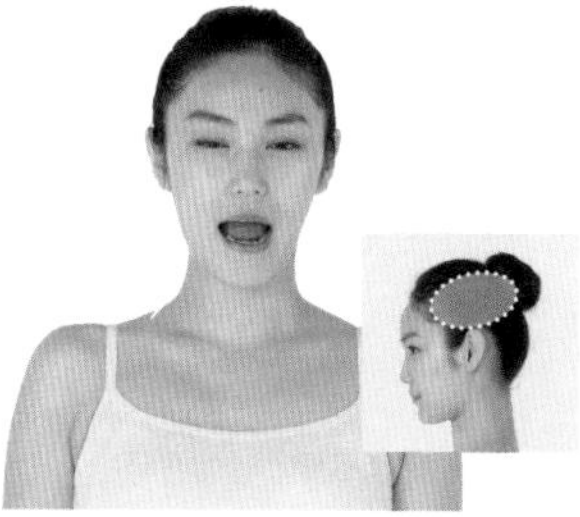

口をうまく開けなくなる

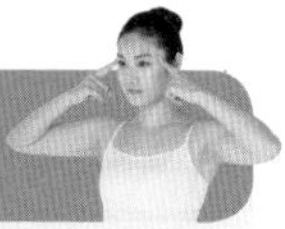

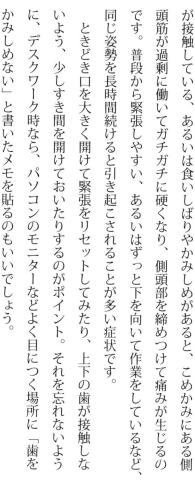

こめかみほぐし

をすると…

痛みに即効

その場で痛みが軽減する

- 目がスッキリする
- 口を開きやすくなる

続けることで体質改善

1週間で、うがいのときに上を向きやすくなり、硬いものをかみやすくなる。2か月続けると食いしばりがなくなる

頭の締めつけがなくなり頭痛よさらば

耳の機能にかかわる側頭筋をほぐすと頭の締めつけから解放され、偏頭痛や耳鳴り、めまいといった耳まわりの不快な症状も緩和できます

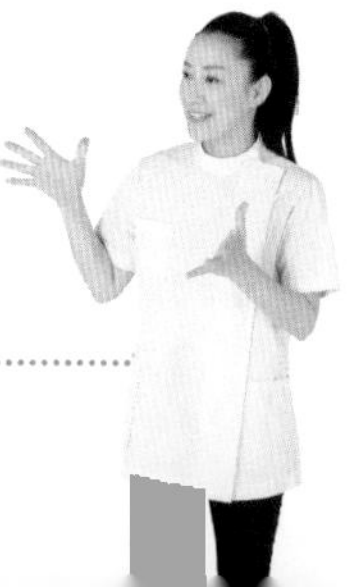

頭痛…①

側頭部／こめかみ

こめかみほぐし

側頭筋の働きは、下あごを持ち上げて歯をかみしめること。側頭筋が酷使され、こり固まると、こめかみまわりが締めつけられて頭痛を招きます。側頭筋を直にマッサージしてほぐすことで、痛みを解消しましょう。

10秒

即効性レベル

低　普通　高

How to

1

目尻の外側を押す

人差し指で、目尻の外側（こめかみ）を押さえる。指で押すと気持ちいいところ

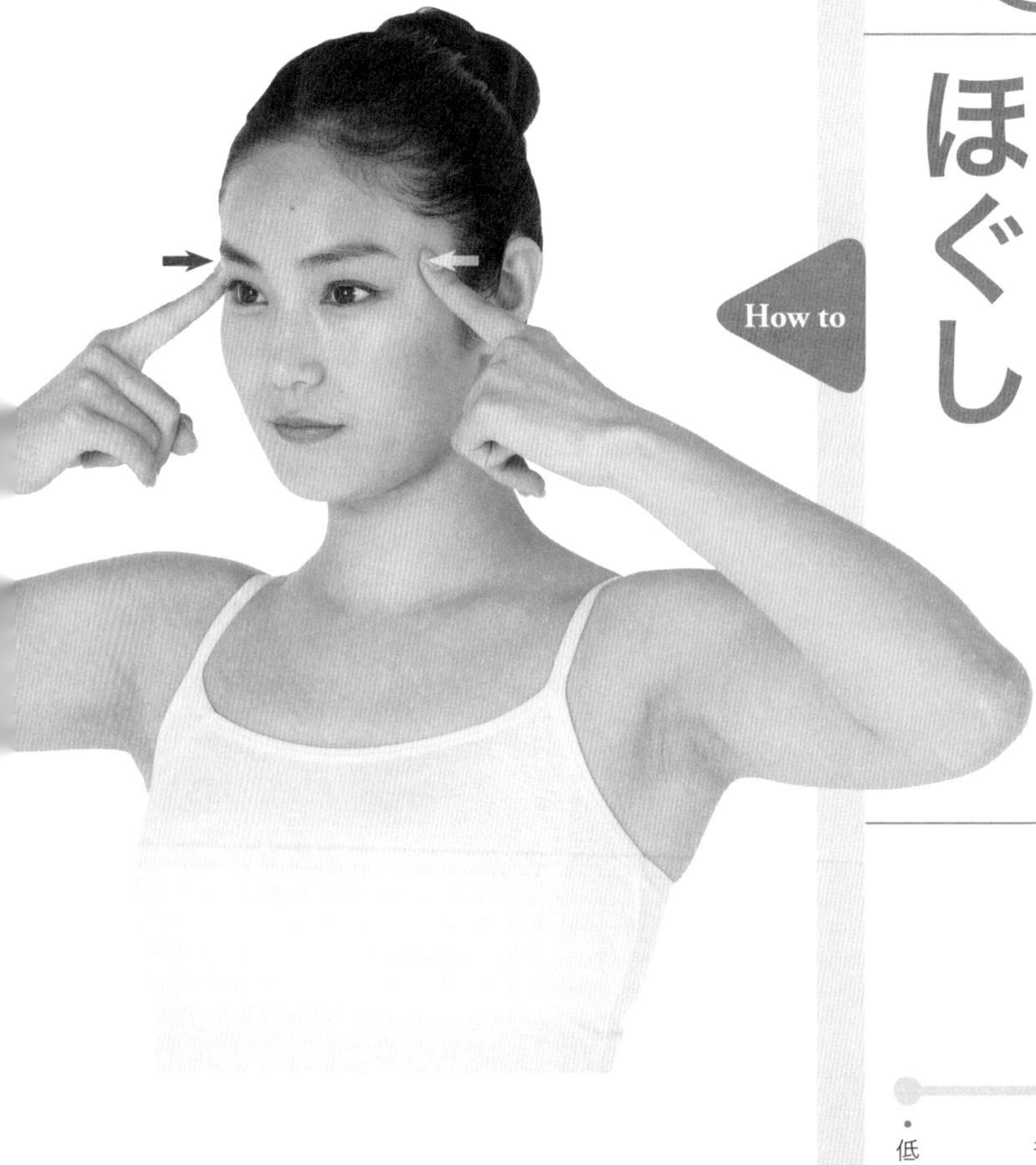

2 口を開き、歯を食いしばる

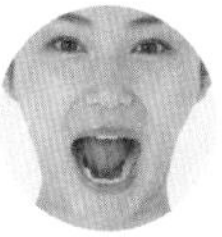

指でこめかみを押したまま
口を大きく開ける。
次に口を閉じて、歯をギュッと食いしばる。
指で押さえた部分がピクピクと動く

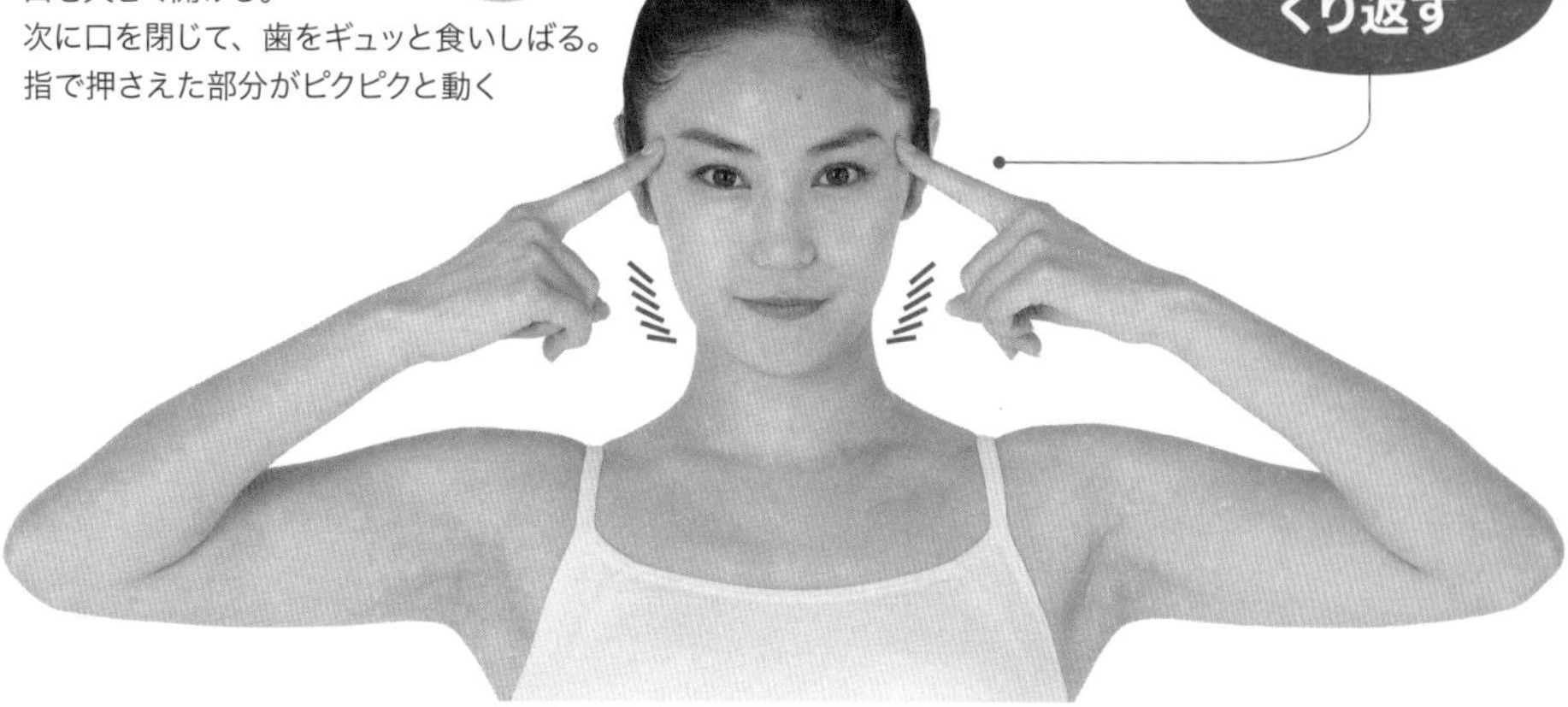
5回
くり返す

3 指でこめかみを動かす

口を閉じて、上下の歯のあいだに5㎜ほどすき間を開けたまま、
人差し指の腹で、こめかみに円を描くように皮膚を動かす。
描く円は、10 円玉ほどの大きさで

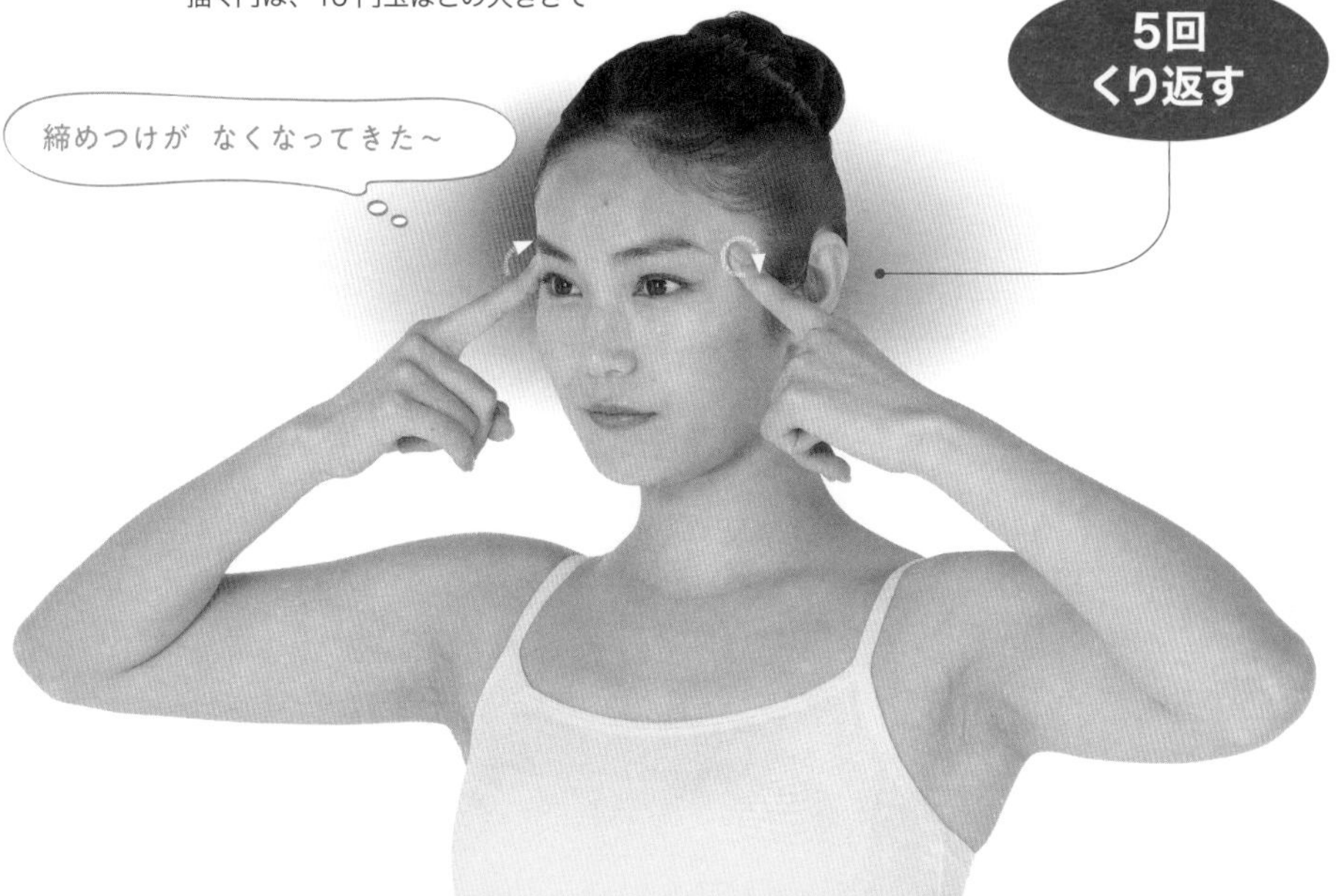
5回
くり返す
締めつけが なくなってきた～

頭痛…2

後頭部

目の疲れや首こりから後頭部が痛むように

頭痛のなかでも特に後頭部が痛む場合は、目の疲れや首のこりが関係している可能性が高いでしょう。同じ距離や近距離でパソコンのモニターやスマホの画面を見続けたり、まばたきが少なかったりすると、後頭部に痛みが生じやすくなります。また、頭を動かすと響くような痛みを感じることも。この頭痛のせいでイライラしやすくなる人もかなり多くいらっしゃいました。

ほかにも、視力の低下や目のかすみ、近くから遠くを見るとピントが合わない、といった目の不調を抱える人が多くいらっしゃいます。首こりが続くことで頭が痛くなる人も少なくありません。

つねにイライラしてしまう

目がかすむ

来院者の
72.1%
が悩む!

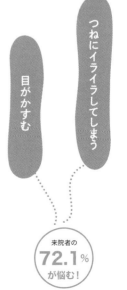

後頭下筋群、板状筋がこわばると

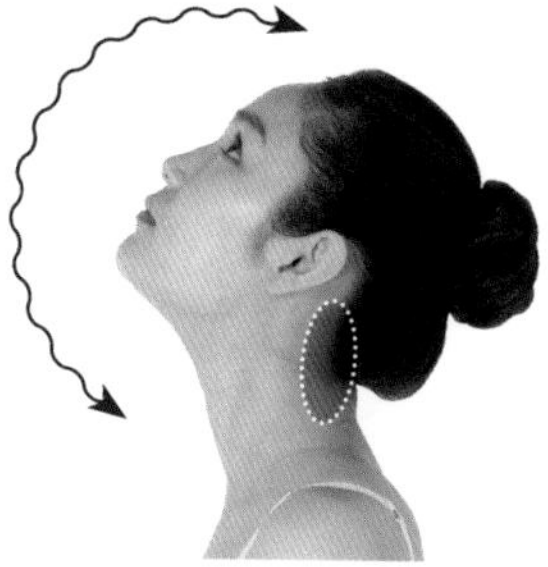

顔を上下に向けにくくなる

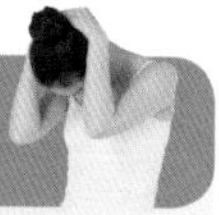

首の後ろのばし

をすると…

痛みに即効

後頭部の痛みがやわらぐ
- まぶたの重さがなくなる
- 上を向きやすくなる

続けることで体質改善

1週間で起床時に頭を持ち上げやすくなる。2か月続けると目が疲れにくくなり、仕事がはかどるように

首の位置が整い頭の重苦しさから解放される

後頭部から首の後ろのこりを緩和し、背骨の真上に頭を乗せることで首の位置が整い、頭を支える力が最小限で済むようになります。呼吸しやすくなり、頭重感が解消するセルフケアです

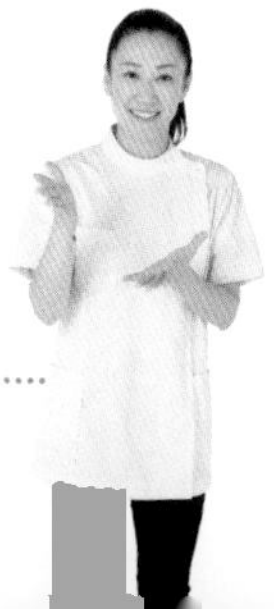

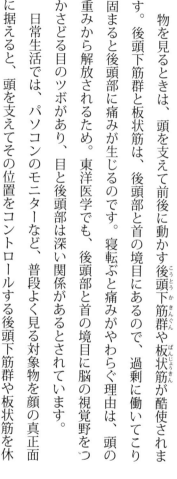

物を見るときは、頭を支えて前後に動かす後頭下筋群《こうとうかきんぐん》や板状筋《ばんじょうきん》が酷使されます。後頭下筋群と板状筋は、後頭部と首の境目にあるので、過剰に働いてこり固まると後頭部に痛みが生じるのです。寝転ぶと痛みがやわらぐ理由は、頭の重みから解放されるため。東洋医学でも、後頭部と首の境目に脳の視覚野をつかさどる目のツボがあり、目と後頭部は深い関係があるとされています。

日常生活では、パソコンのモニターなど、普段よく見る対象物を顔の真正面に据えると、頭を支えてその位置をコントロールする後頭下筋群や板状筋を休ませることができるでしょう。

頭痛…②

後頭部

首の後ろのばし

後頭部と首をつなぐ、後頭下筋群と板状筋のストレッチ。こわばった筋肉をほぐすことで後頭部の痛みがやわらぎます。首を楽に動かせるので頭を支えやすくなり、上を向くとき肩に力が入らなくなる効果も。

10秒

即効性レベル

低　普通　高

How to

1 姿勢を正しイスに腰かける

背すじをのばして座る。顔は正面に向ける

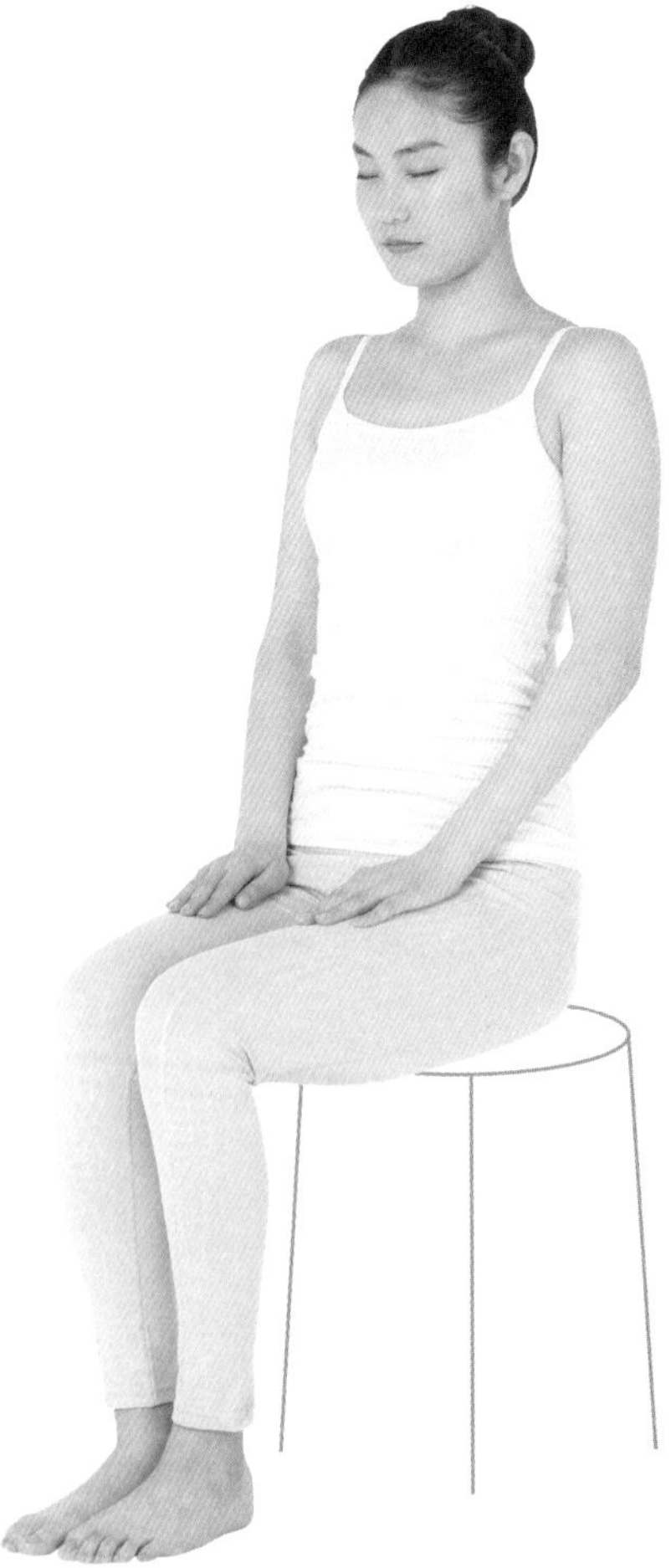

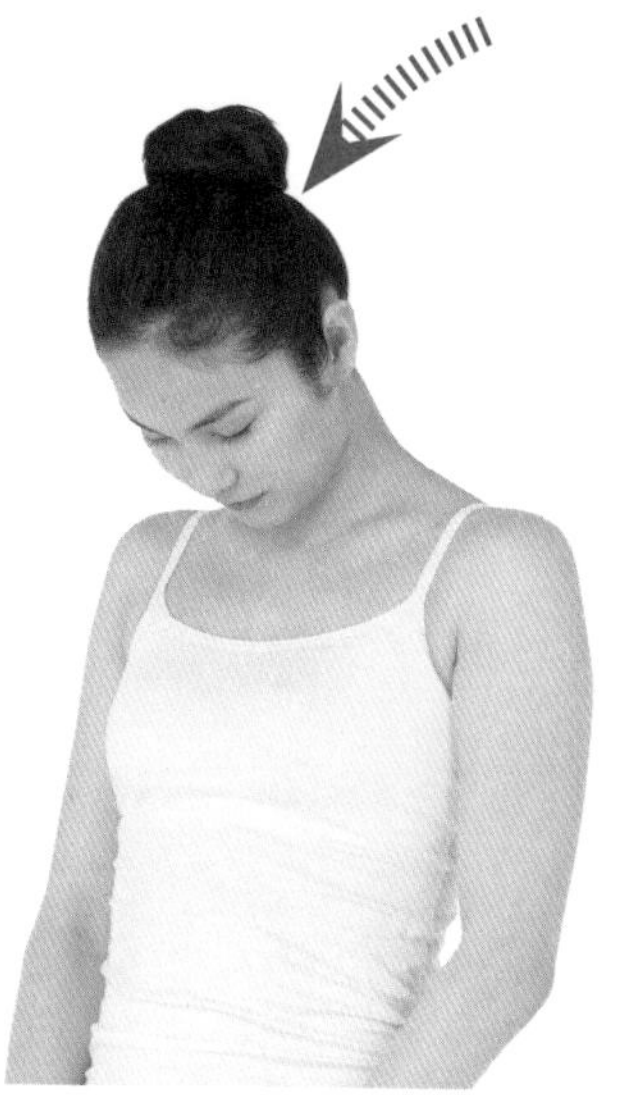

2 顔を下に向ける

目を閉じて、
深く呼吸をしながら顔を下に向ける

3 首の後ろをのばす

指を組んで後頭部を押さえ、首の後ろをゆっくりとのばす。
あごとのどを近づけるようにして３秒静止

**３回
くり返す**

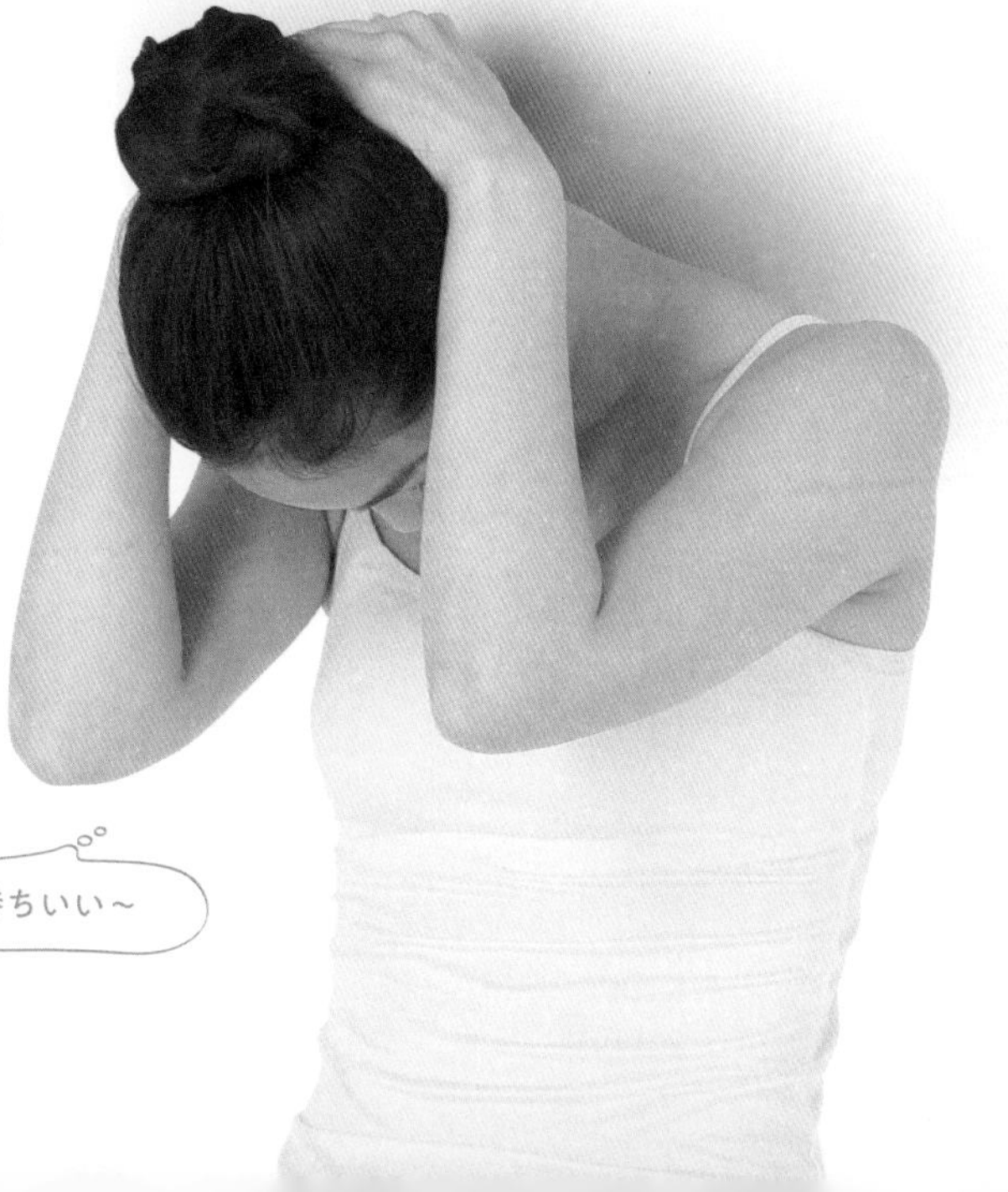

頭痛…③

前頭部〜後頭部

抜け毛が気になる

顔がたるんできた

来院者の72.1%が悩む！

頭を覆う帽状腱膜の緊張が原因

眉《まゆ》の上、前頭部から後頭部にかけて痛みが生じる頭痛です。髪を束ねたときに頭皮が引っぱられると痛んだり、頭皮の表面にチクチクと痛む感覚があったりします。このタイプの頭痛は鎮痛剤を飲んでも改善しにくいのが特徴です。

頭皮がガチガチに硬いので、つまんだり動かそうとしたりしても、ほぼ動きません。頭皮が硬いと血行も悪くなっているので、抜け毛や薄毛も生じやすくなります。さらに、顔全体がたるんだり毛穴が目立ったり、おでこに横ジワがあらわれたりするのです。

こうした症状は、眉の上から後頭部を覆う帽状腱膜《ぼうじょうけんまく》が過剰に緊張して硬くなっていると起きます。帽状腱膜がこわばると〝孫悟空《そんごくう》の輪〟のような要領で頭が締めつけられ、痛みが生じることに。

このタイプの頭痛がある人は、背中が丸くなり左右の肩甲骨が外側に広がっているので、筋肉や筋膜、皮膚が密接につながっている顔や頭が下方向に引っぱられ、帽状腱膜の緊張やこわばり、頭皮の血行不良が起きます。

頭皮を柔軟に保つには、ときどき髪の分け目を変えたり、頭皮をこまめに押したりすることも大切です。毎日数回、胸や肩を開き背すじをのばして、左右の肩甲骨を背骨に寄せる姿勢をするのもいいでしょう。

帽状腱膜がこわばると

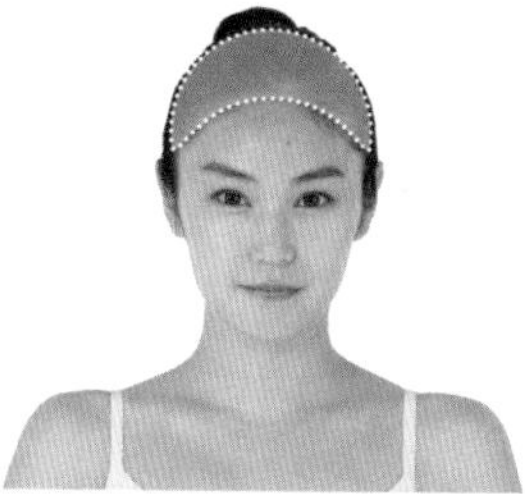

頭皮を動かそうとしてもあまり動かなくなる

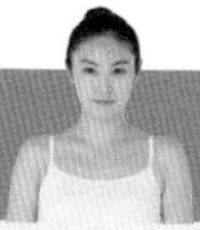

頭ほぐし

をすると…

痛みに即効

すぐに頭の前側の痛みが軽くなる

- 髪をアップにしても痛まない
- 眉毛が上がりやすくなる

続けることで 体質改善

1週間で化粧のりがよくなりリフトアップ。2か月続けると血色がよくなり頭皮が柔軟に。頭痛がなくなったことに気づく

頭皮の血流が改善し頭痛や抜け毛に◎

頭皮がカチカチだと毛根の血流が悪くなり、抜け毛や薄毛の原因に。頭ほぐしをしたことで、前髪が増え好きなヘアスタイルを楽しめるようになったと好評です

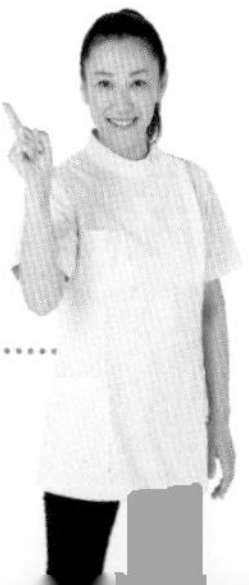

頭痛…③

前頭部～後頭部

頭ほぐし

髪が生えている部分は頭皮が固定されているため、帽状腱膜が硬くなりがちに。ここをほぐすと前頭部から後頭部の痛みがやわらぎ、頭皮の血行不良が解消します。後頭部痛と関連があるので、首の後ろのばしと一緒に行うのがベスト。

10秒

即効性レベル

低　普通　高

How to

1

指先で髪の生え際を押さえる

両手の人差し指から小指までの指先で、
前髪の生え際から1cm頭頂部側を押さえる

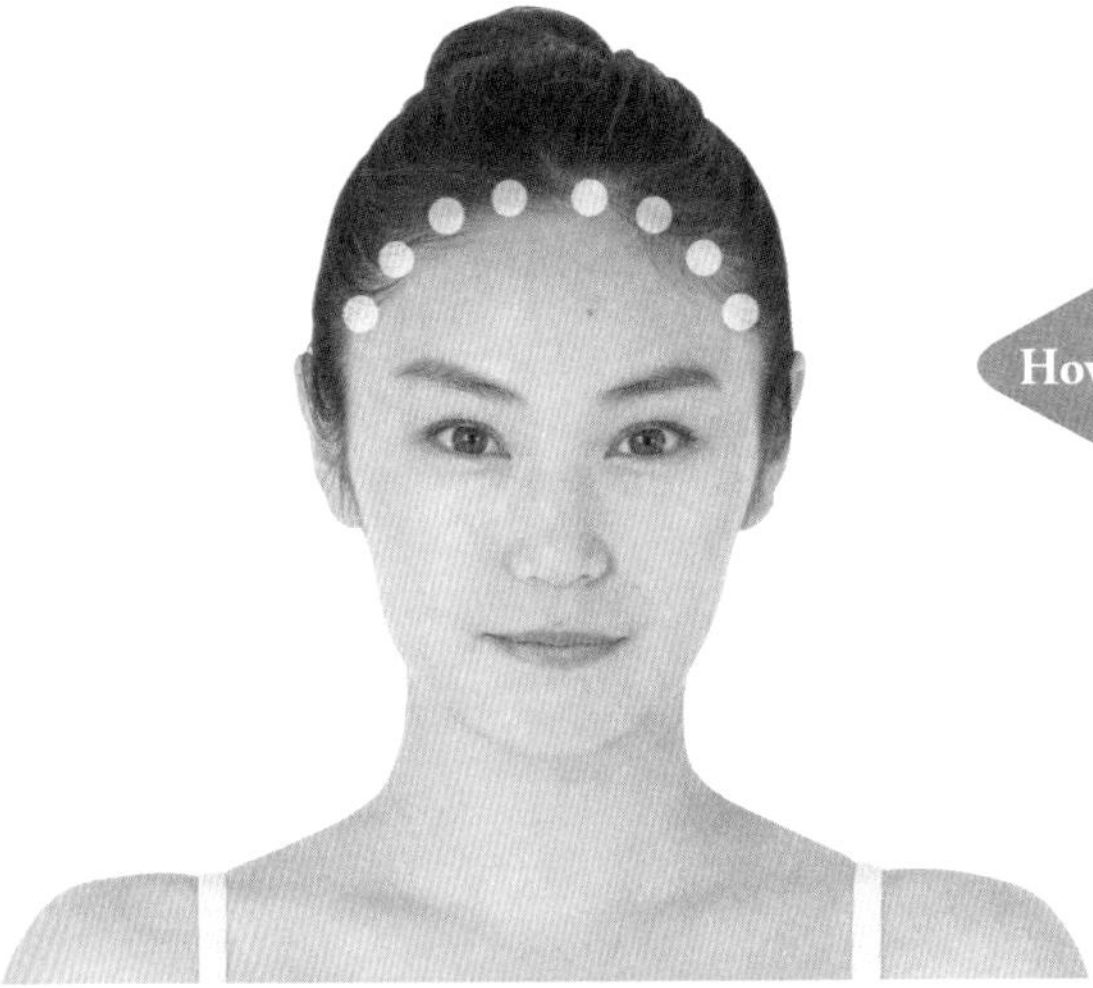

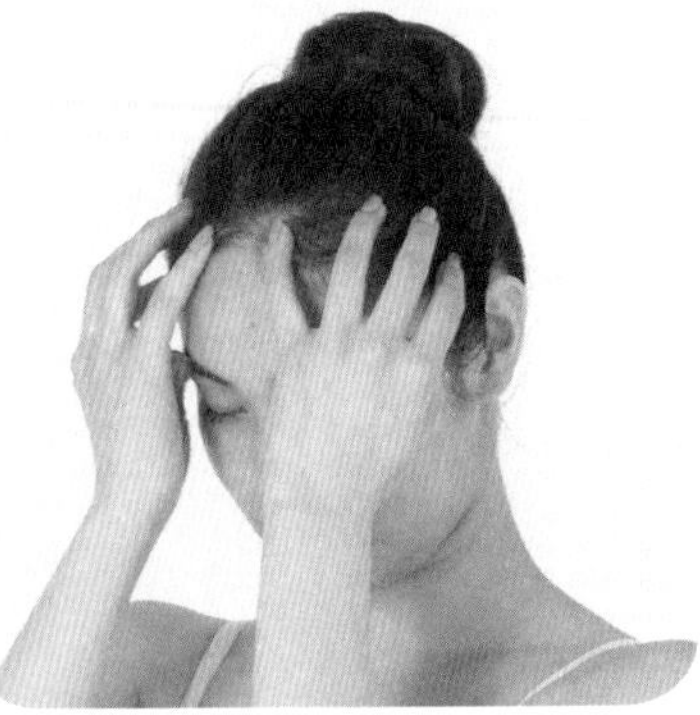

2 指で頭皮を押さえ円を描く

8本の指先で、500円玉大の円を描くように頭皮をゆっくりと動かす。
ほぐれてくると大きな円を描けるようになる

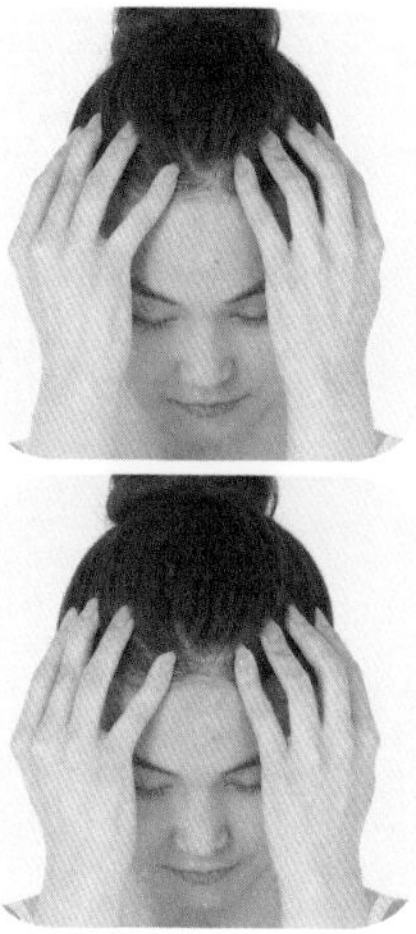

POINT

指で
頭皮を動かす

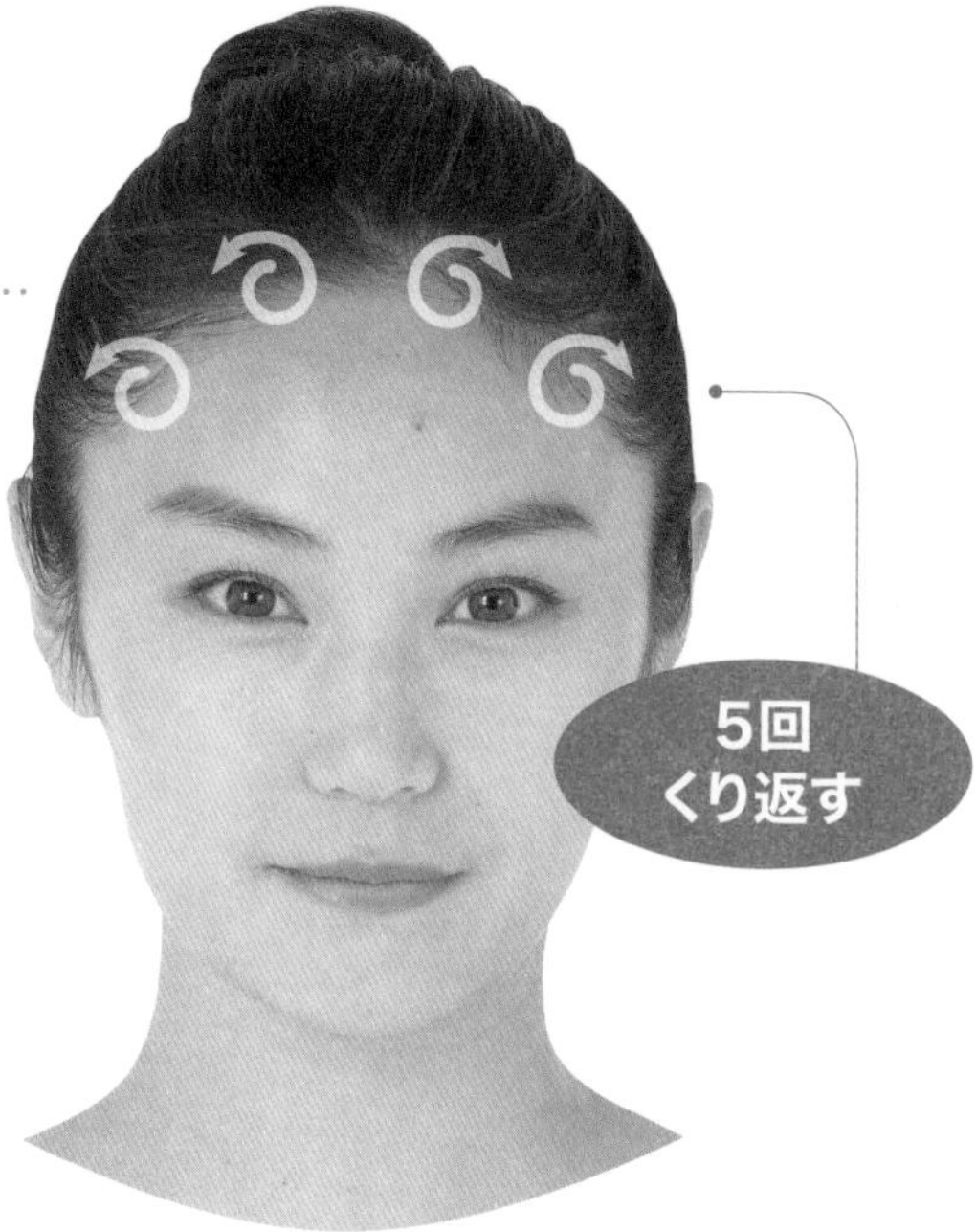
5回
くり返す

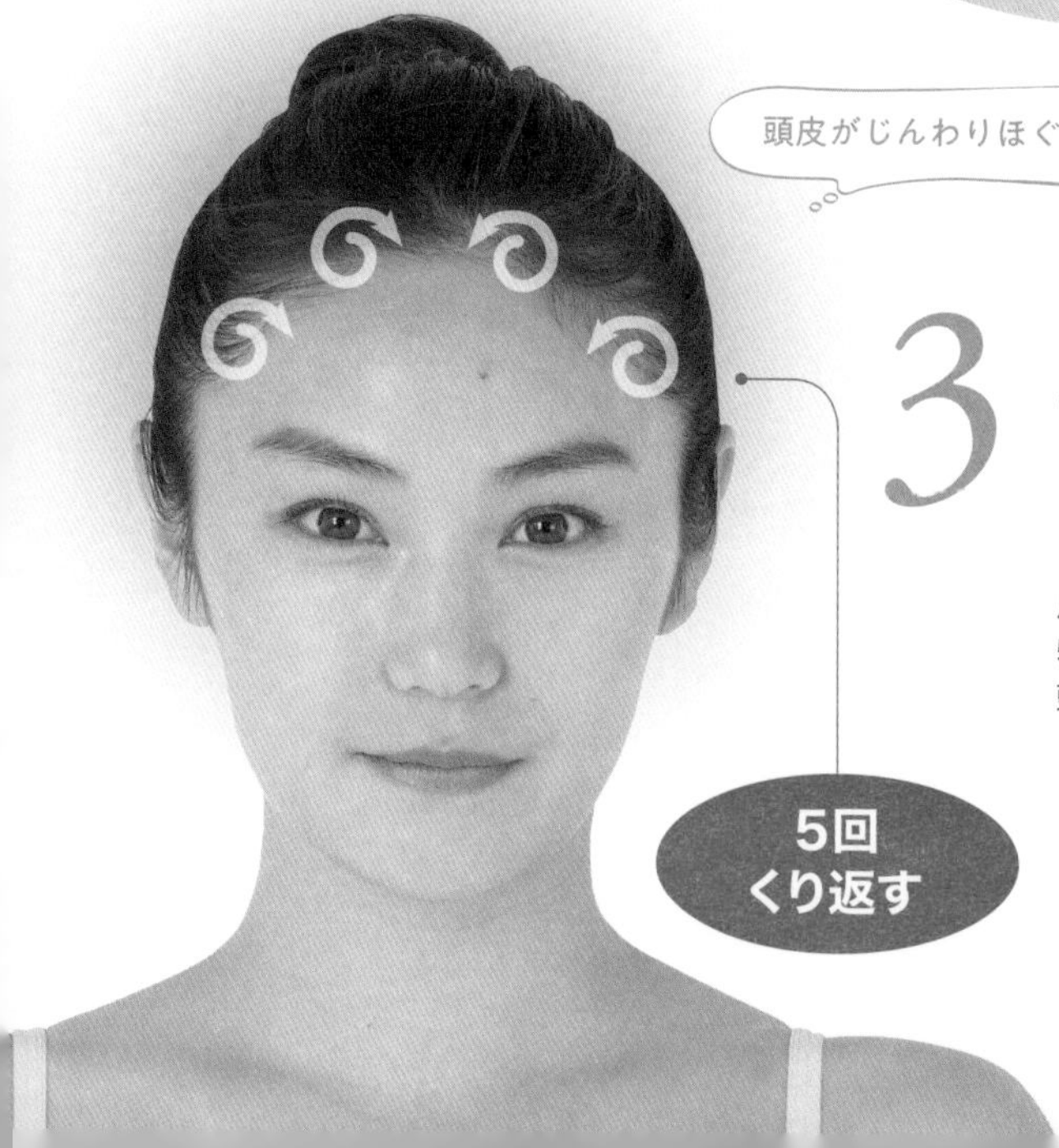
頭皮がじんわりほぐれた～
5回
くり返す

3 反対回しで円を描く

反対回しでも、8本の指先で、
500円玉大の円を描くように
頭皮をゆっくりと動かす

背中の痛み

体のねじれによる左右差から痛みが生じる

背中と腰のあいだ
腰の上部

座っていられない
つい背中をトントンしたくなる

来院者の
64.1%
が悩む！

背中の痛みは左右のどちらか片側に生じることが多く、同じ姿勢を長時間続けていたり、じっとしていたりすると、さらに悪化します。反対に体を動かしていると痛みがラクになるという特徴が。胃の調子が悪くなっている人も大勢いらっしゃいました。見た目には、背中が亀の甲羅のように丸くなっていたり、体をねじって座っていたり、片側の肩を上げてショルダーバッグを持ったりするのが普通になっています。

原因は、普段から食卓やデスクなどで、体はつねに左右どちらかにねじって顔だけ正面を向くなど、同じ姿勢を続けて左右差が積み重なったこと。体（背骨）のねじれから背骨を支える背中の広背筋の片側だけが酷使され、こり固まってしまって痛みが出る、という流れです。

痛みが出ないようにするには、テレビやパソコンのモニターを体の真正面に置いたりイスの配置を変えたりして、左右差が生まれにくい環境をつくるのも手。片ひじだけよくつくクセのある人は両ひじをつくなど、左右差を減らすことを心がけましょう。イスに座るときに、足首を組んだりイスの座面下に足を入れたりして足の裏を床につけない人が多いですが、これを改善するだけでも骨盤はまっすぐになるので、体がねじれることも減るでしょう。

広背筋がこわばると

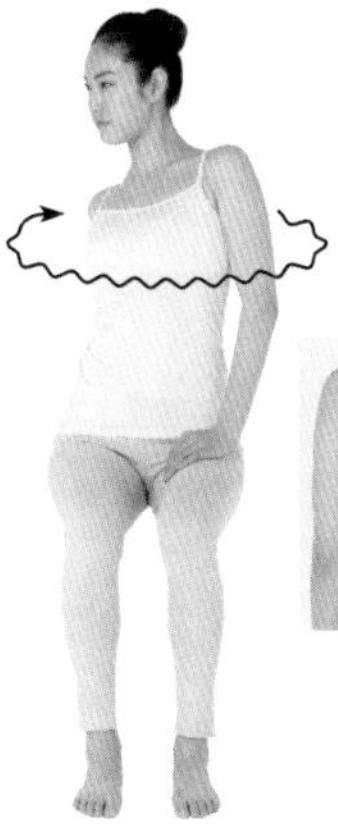

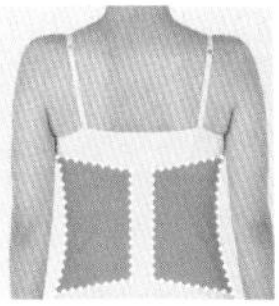

イスに腰かけたとき左右どちらかに体をねじりにくい

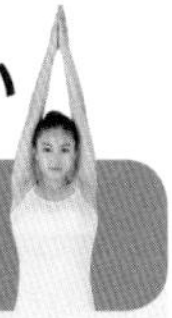

たけのこ体操

をすると…

痛みに即効

背中の痛みがやわらぐ

- 胃もたれが解消
- 体をねじりやすくなる

続けることで体質改善

1週間で姿勢がよくなり長時間座っても背中が痛まなくなる。2か月でくびれができ背中の吹き出ものが減る

背中痛やポッコリお腹、食べ過ぎ対策に

背中の筋肉が疲れると背中が丸くなり、胃が下垂してお腹がふくらみ放題になり食べ過ぎの原因に。食前にたけのこ体操をすると、食べ過ぎ予防にも役立ちます

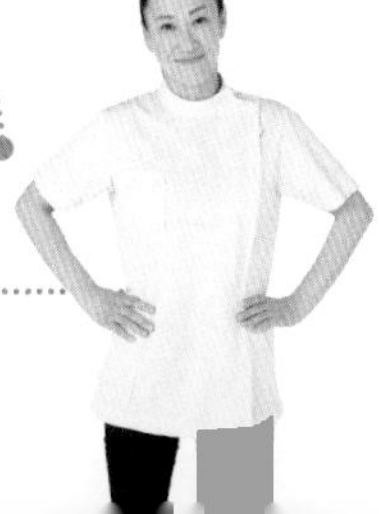

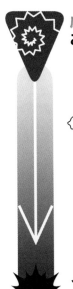

背中の痛み

背中と腰のあいだ／腰の上部

たけのこ体操

背骨の動きをよくし、肩甲骨を引き下げ体を反らす動きを担う広背筋をストレッチする体操。こわばった広背筋が伸縮するようになり、背中の痛みが緩和されます。胃もたれがなくなり、ウエスト引き締め効果も。

10秒

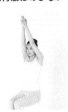

即効性レベル

低　普通　高

How to

1 手のひらを合わせ腕をのばす

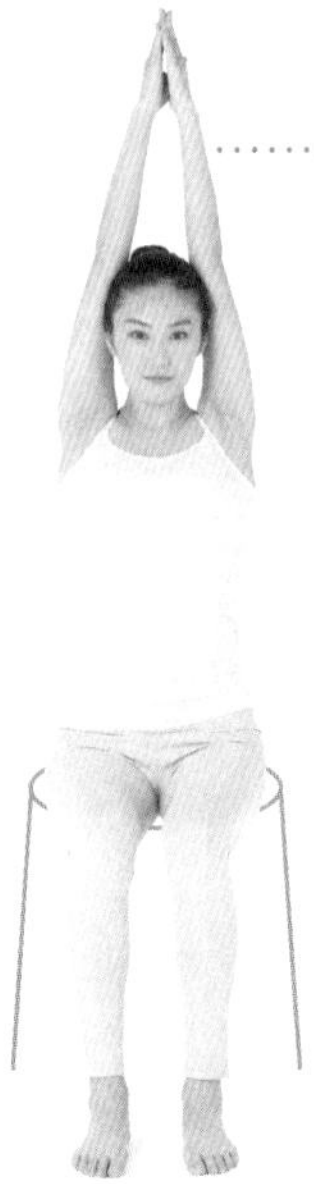

イスに座って手のひらを合わせる。両腕を頭上にのばす。親指を組んでもいい

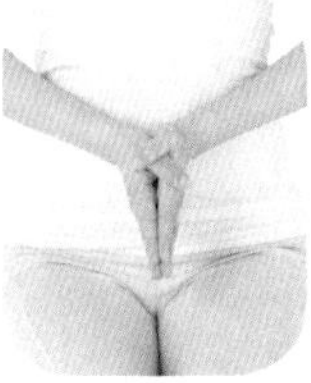

2 上半身を真横に倒す

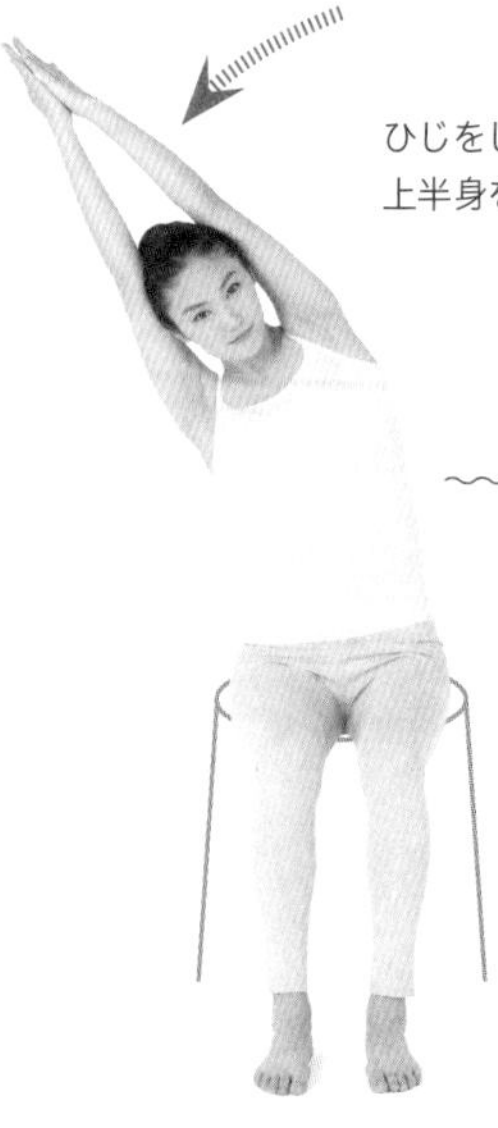

ひじをしっかりのばしたまま、上半身を真横に倒す

NG ×

腕が前に行き過ぎると広背筋はのびない

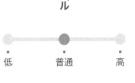

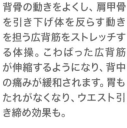

3 上半身を上向きにねじる

POINT
ひじをのばす

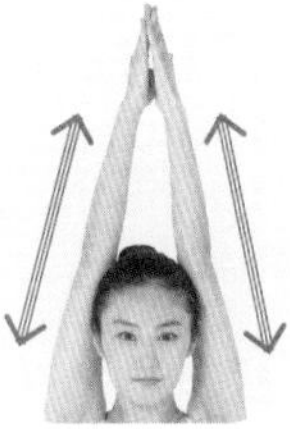

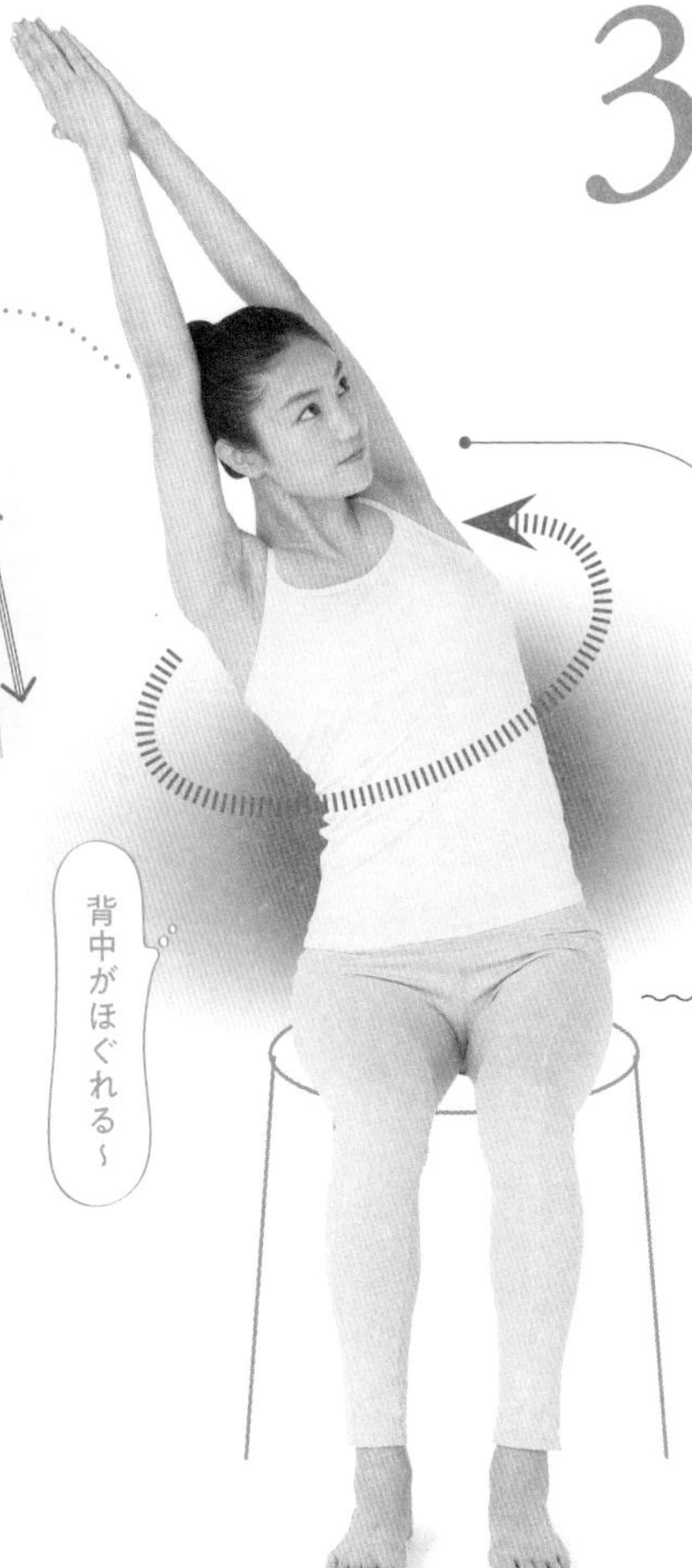

上半身を横に倒したまま、
天井を見るように
上半身を上向きにねじる

3秒キープ

NG
お尻が浮くと
広背筋がのびない

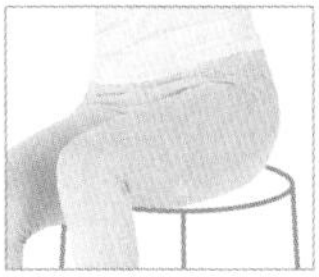

4 倒した上半身をまっすぐにして、前向きに戻す

2〜4を反対側も同様に

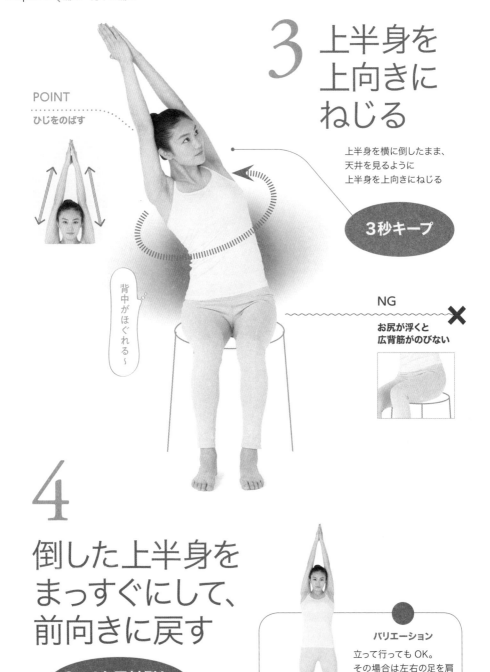

バリエーション

立って行っても OK。
その場合は左右の足を肩幅に開いて安定させる

股関節痛

歩くときに使うはずの筋肉が使えていない？

骨盤の外側

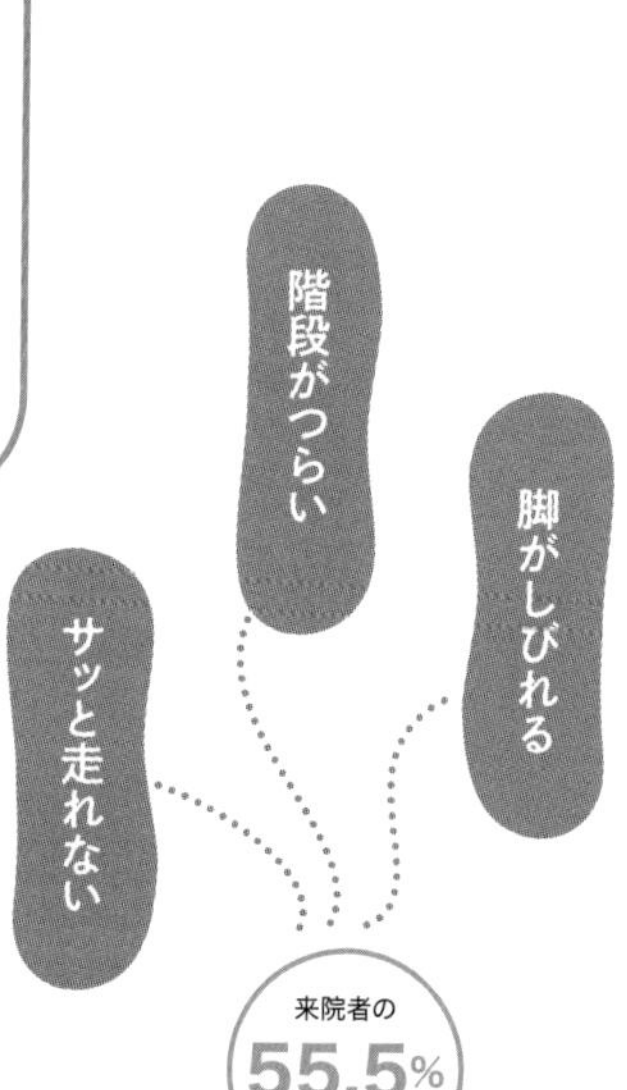
階段がつらい
脚がしびれる
サッと走れない
来院者の
55.5%
が悩む！

「歩いていると股関節がだんだん痛くなるけど、休憩すると痛みがやわらいで歩けるようになる」。長く歩くと痛むとしたら、旅行もショッピングも楽しめません。こういう症状を抱える人は、自分では脚を上げて歩いているつもりでも上がっていないという特徴が。じつは、すり足ぎみになりつまずきやすくなっています。当然走るのも困難ですし、脚が上がらないぶん、つま先を上げようとするので、足首を動かすすねの筋肉が張ってくることも。料理などの立ち仕事でも股関節に痛みが生じがちで、あまりひどくなると、太ももまで痛みが広がったり下肢がしびれたりします。

この痛みの原因は、前傾姿勢により太もも前面にある大腿直筋が縮んで使えなくなっていることにあり。本来、太ももを持ち上げるのは、太ももの大腿直筋やお腹の腸腰筋です。しかし大腿直筋が働かないので、代わりにお尻の外側にある中臀筋を酷使。だからこり固まって痛みが生じてしまうのです。股関節痛がある人はガニ股の傾向があり、つま先やひざが外向きになり、よけい中臀筋を使うようになります。

普段から正しい筋肉を使って歩くには、少しだけ上半身を反らすくらいがいいでしょう。歩行中、つま先が正面を向いているかの確認も大事です。

中臀筋がこわばると

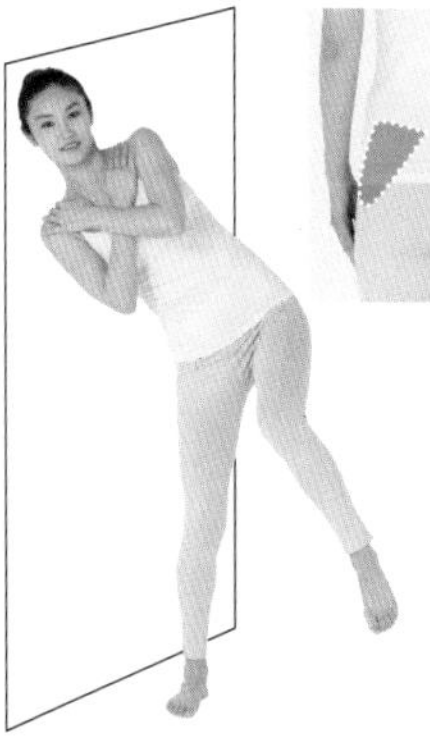

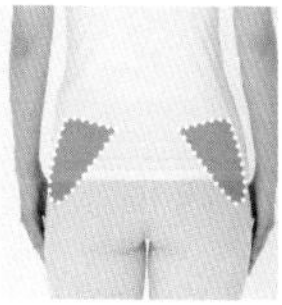

片足立ちすると不安定になる

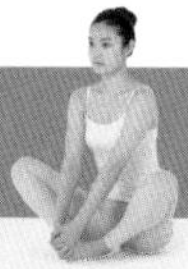

ひざパタパタ

をすると…

痛みに即効

●脚が軽く上がる

続けることで体質改善

2〜3週間で歩きやすさが格段に上がり、長く歩いても痛まなくなる。2か月で骨盤の動きが整う

股関節痛と下半身太りの原因を一掃！

骨盤の外側にある中臀筋を使い過ぎると、お尻が横に出っ張り、下半身太りの原因に。股関節と脚の動きは連動するので、ひざパタパタで股関節痛と出っ尻を同時に改善しましょう

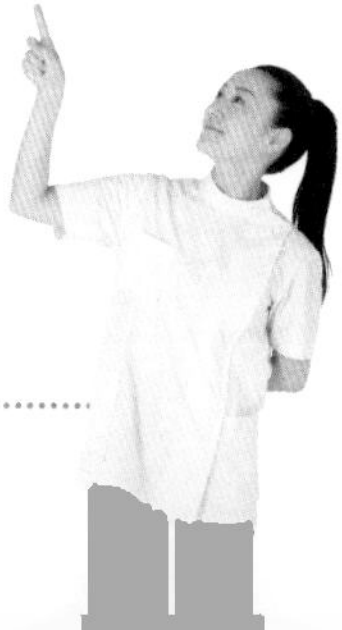

股関節痛

骨盤の外側

ひざパタパタ

股関節の動きをやわらかくする体操。内ももの内転筋やお尻の中臀筋をのび縮みさせることでほぐし、股関節の動きをよくします。骨盤のスイングも正しくなるので、歩くときも姿勢が崩れにくく、脚が軽く上がります。

1分

即効性レベル

低　普通　高

How to

1 足の裏どうしをつけて床に座る

床に座って足の裏どうしをつけ、手で足を持つ

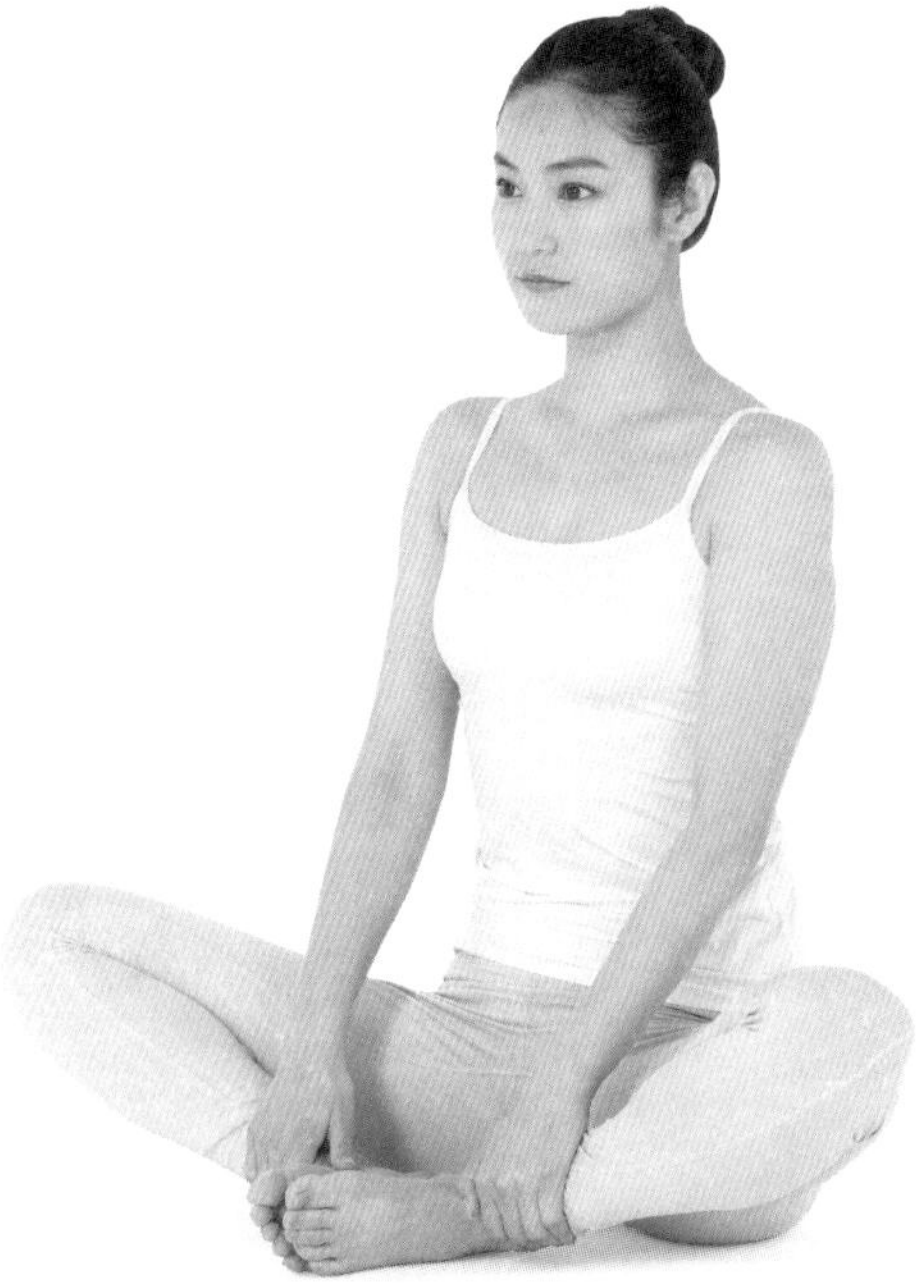

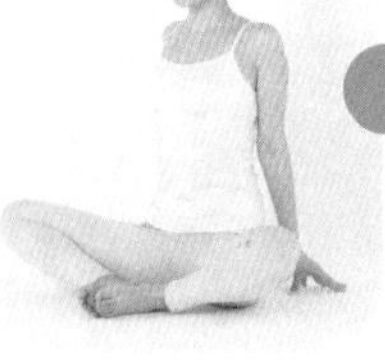

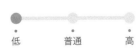

できない人は

背すじをのばすのが難しい人は、お尻の後ろの床に手をつくとやりやすい。壁にもたれながら行ってもOK

2 背すじをのばす

足の裏をつけたまま、しっかりと背すじをのばす

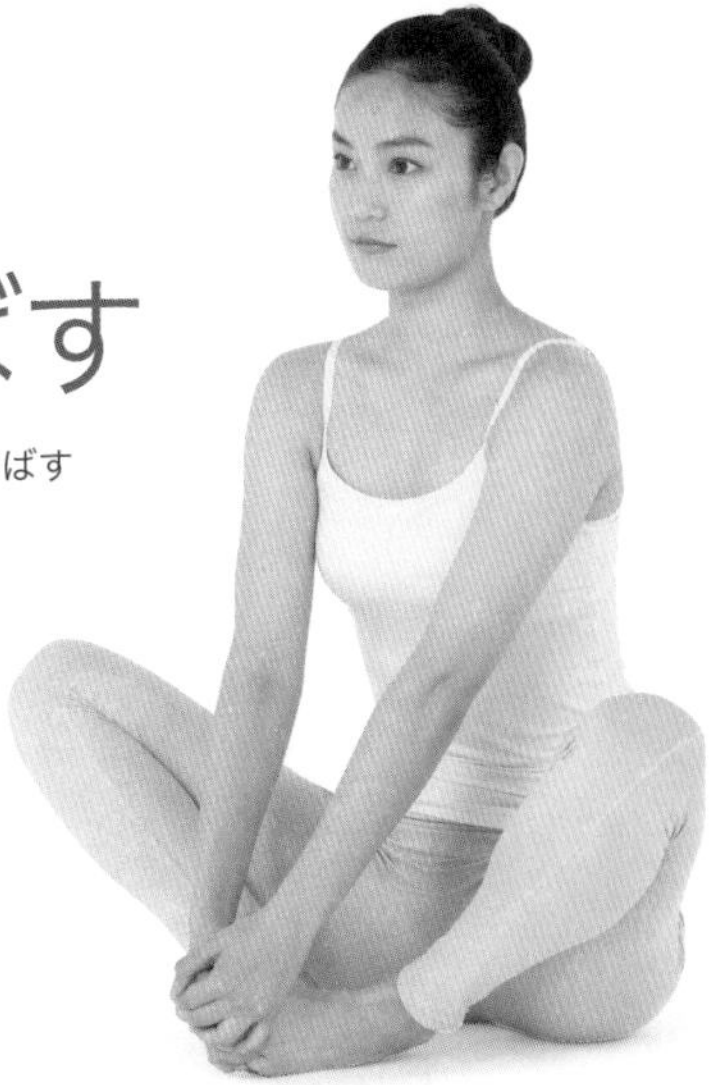

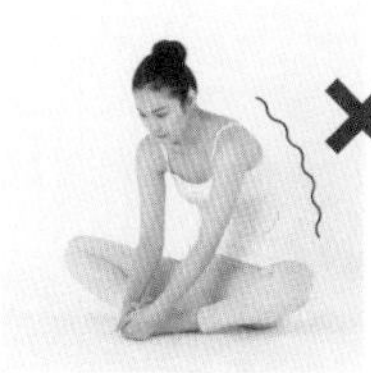

NG

背すじが丸まると、中臀筋をほぐしにくい

3 ひざを上下に動かす

床に両ひざを近づける、離す動作をリズムよく続ける。
太ももで床をパタパタと軽くたたくようなイメージで、1分間行う

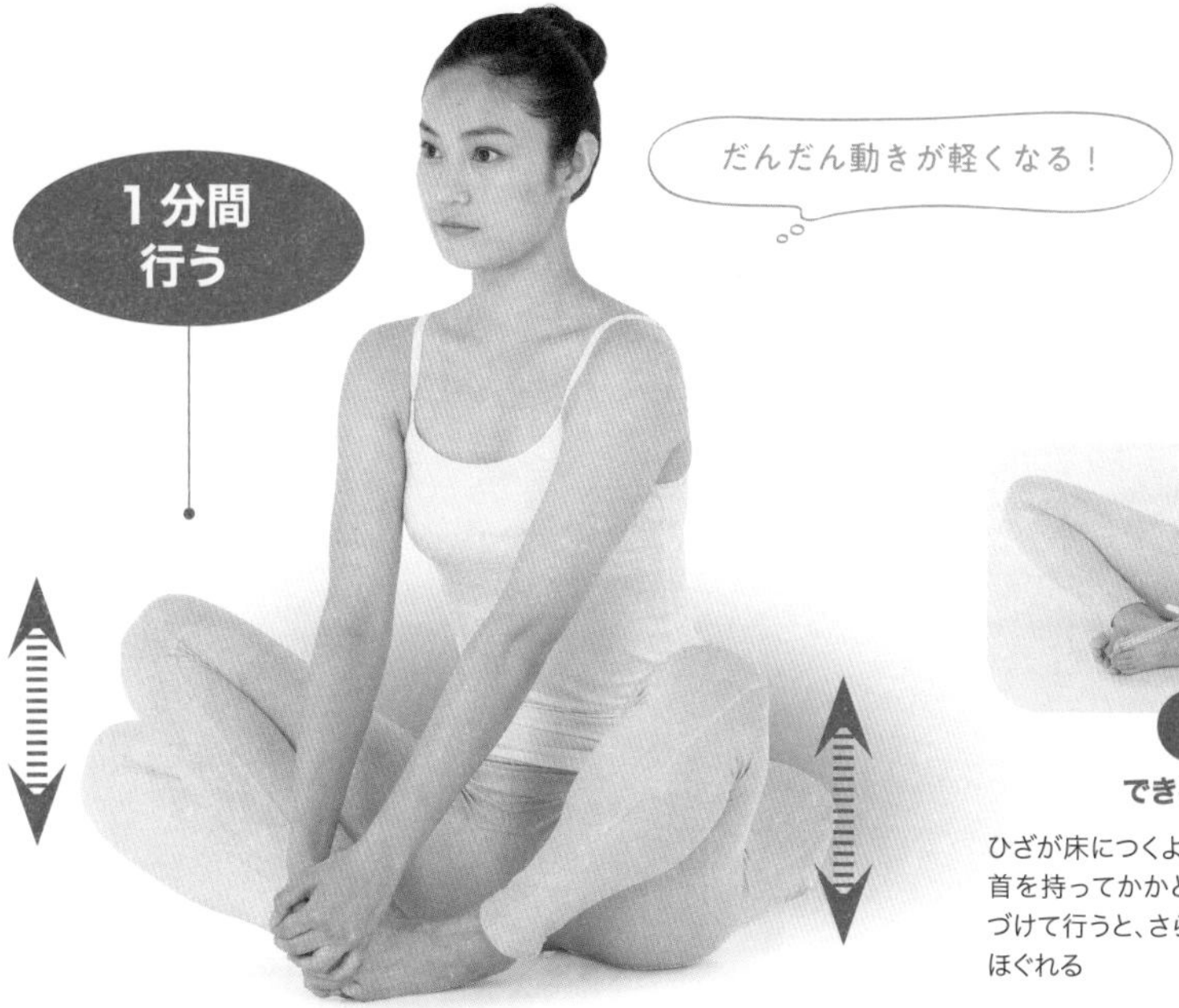

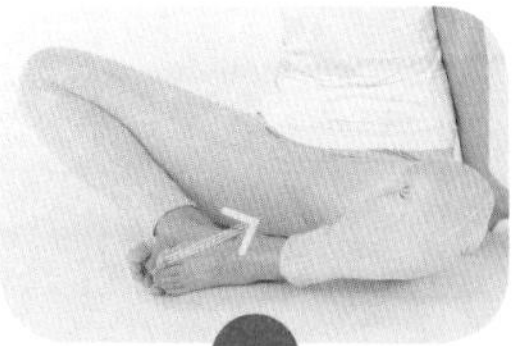

できる人は

ひざが床につくようになったら、両足首を持ってかかとをなるべく体に近づけて行うと、さらに股関節まわりがほぐれる

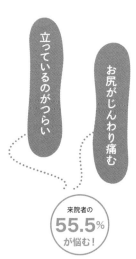

お尻の痛み

お尻の下部

座面部分

お尻がじんわり痛む

立っているのがつらい

来院者の
55.5%
が悩む！

じつは慢性的な腰痛持ちに多い症状

キッチンなどでしばらく立って作業をしていると、お尻のほっぺの下あたりに痛みが生じ、車の乗り降りをするときも痛む…。この痛みで人知れずつらい思いをしている人も多いでしょう。太ももまで、つっぱったりしびれたりすることもあるため料理をするのがつらくなり、手の込んだ品をつくりたくてもつくれないと罪悪感にかられる人も。長年、腰痛を抱える人ほど腰からお尻、脚の筋肉が次々とのび縮みしなくなって硬くなり、痛みが生じてしまいます。

原因は、ガニ股などが影響して、股関節が動きにくくなっていること。本来はお尻の大臀筋で脚を後ろに上げる動作をするのですが、それがうまくできません。こうして股関節や腰まわりの筋肉の動きが悪くなることで、お尻にある梨状筋が過剰に働いて硬くなり、痛みを招いてしまうのです。たとえば靴下は必ず座ってはくなど、めんどうでもしゃがむ動作を取り入れることで、梨状筋だけでなく太ももの筋肉も使えるようになります。

立つ姿勢が続くときは、太もも裏の筋肉をのばす意識を持ちましょう。ずれていた骨盤の位置が戻り、腰や股関節まわりの動きもよくなります。背骨や股関節、お尻、太ももなどの筋肉に負荷をまんべんなく分担させることで、梨状筋を過剰に働かせることはなくなり、痛みも消えていきます。

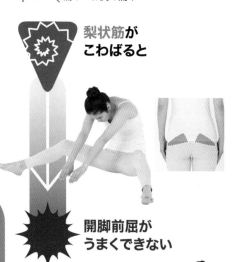

梨状筋がこわばると

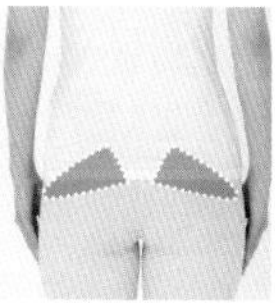

開脚前屈がうまくできない

梨状筋のばし

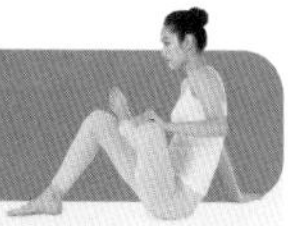

をすると…

痛みに即効

痛みがやわらぎ座りやすくなる

- 立ち上がるときの不安がなくなる
- 脚がよく動くようになり、股関節の動きがやわらかくなる

続けることで体質改善

2週間で長く座っていても痛みが出にくくなる。2か月続けると股関節で踏ん張りやすくなり安心感が

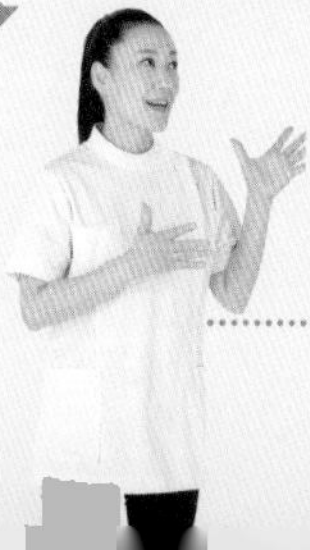

お尻の痛みや長時間の座位がラクに

お尻と太ももの筋肉が復活するので、車の乗り降りや長時間の座り姿勢、床座りがラクになった人が多数。お尻と太ももの境目がなくなるピーマン型お尻の人にもおすすめです

お尻の痛み

お尻の下部／座面部分

梨状筋のばし

1分（片側）

過剰に働きこわばった梨状筋をのばすストレッチ。梨状筋がのび縮みするようになり、血流もよくなるため痛みが軽減されます。梨状筋には太ももの大腿骨を回す役割があるので、ガニ股を正す効果も。

即効性レベル

低　普通　高

How to

1 片ひざを立てて座る

脚をのばして床に座り、片ひざを立てる

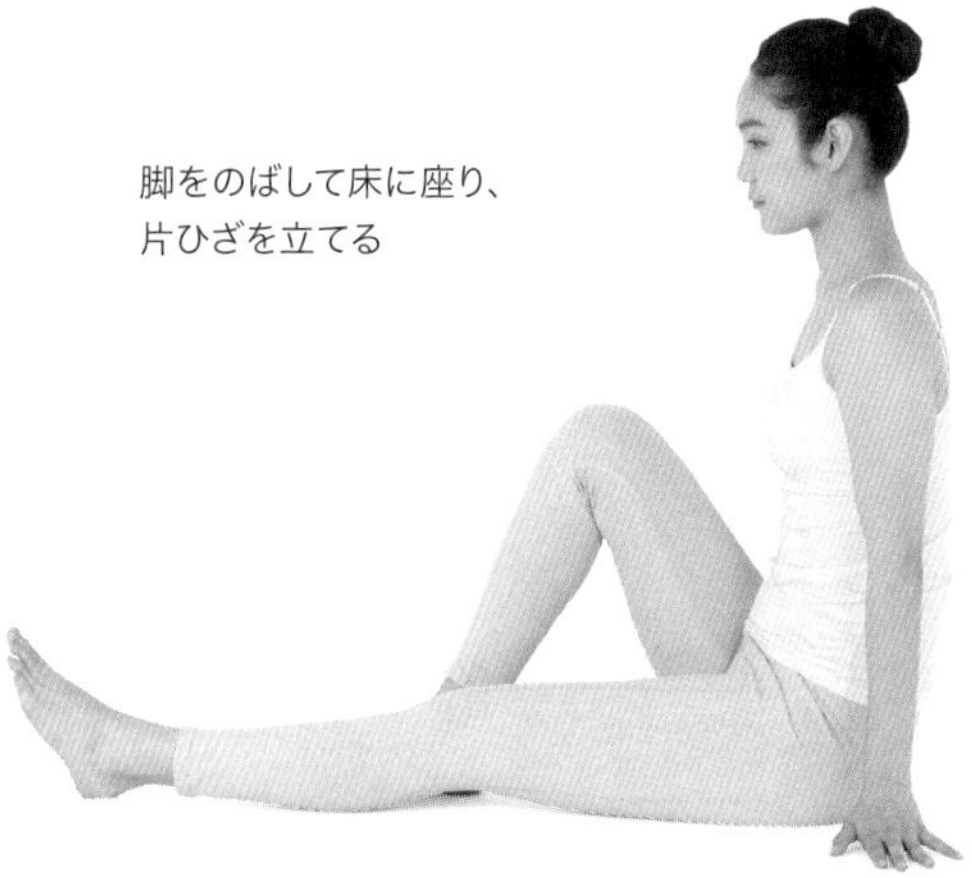

2 曲げたひざに足首を乗せる

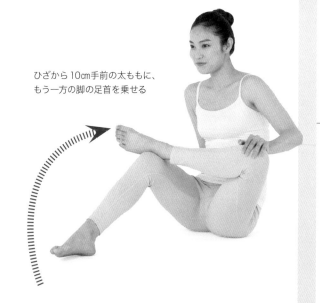

ひざから10㎝手前の太ももに、もう一方の脚の足首を乗せる

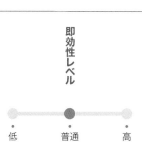

3 乗せた足のひざを押す

体から離すように、乗せた脚のひざを押す。
余裕があるときは、立てた片ひざを体に近づけよう。
太ももの外側からお尻がのびている感覚が
あればOK

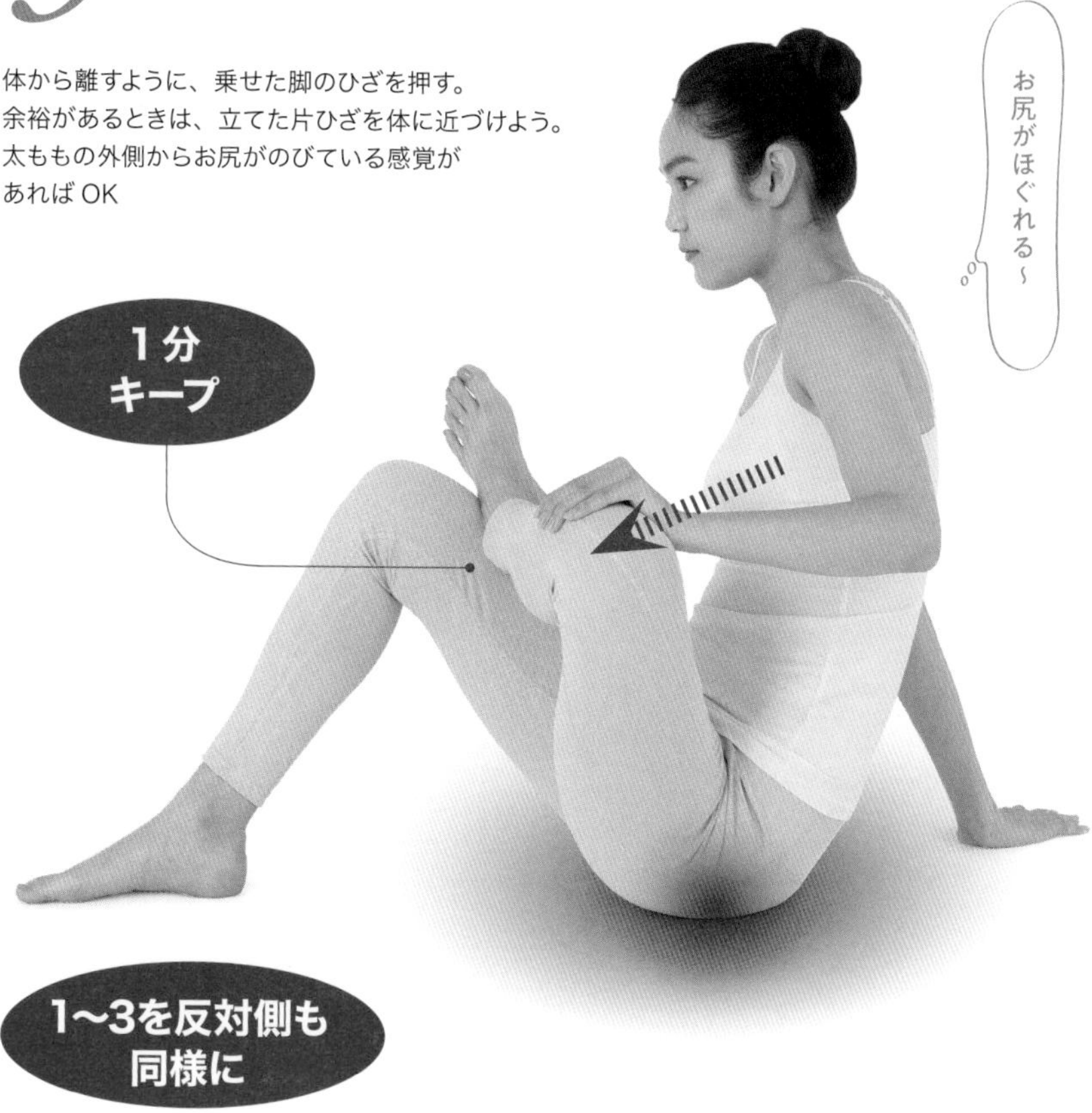

1～3を反対側も同様に

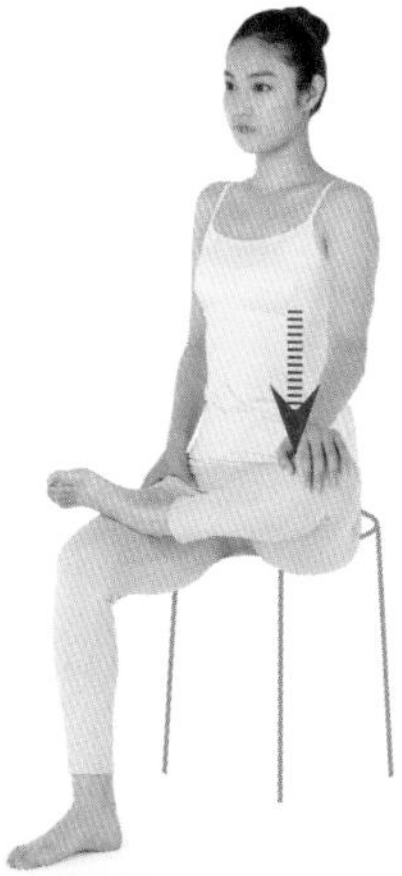

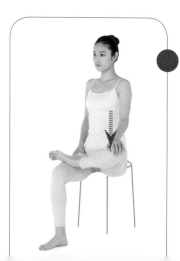

バリエーション

イスに腰かけて行うほうが
やりやすい人はこちらでも。
背すじをのばして行おう

伊達洋子さん（67歳）のお悩み

伊達さんは、**股関節の手術を避けたかった**んですよね

そうなんです。**手術と言われびっくり**して…。いろいろ調べて、手当たり次第友人にも話を聞いたら**どんどん怖くなって**いって

伊達洋子さん

親御さんの介護もなさっていたとか

高齢の義母は腰椎の圧迫骨折をしてからデイケアに通っていたものの、**義母の家に通う介護はしんどかった**ですね

股関節が痛むと介護も大変ですよね

先生から**「原因は腰ですね」**と言われたのは、そのときです

半信半疑でしたが、**車の乗り降りがスムーズに**できるようになって感動したんです。**これは治るかもしれない**と思えたので

娘さんと**お孫さんもご自宅に**よくいらっしゃるとか

来てくれるのはうれしいんですが、**翌日はぐったり**でしたね～
特に股関節が痛いと、孫たちを外遊びに**連れて行くのも不安**でした

最近は旅行にも行けるようになったとか

歩くのが不安で誰かに迷惑をかけるからとあきらめていた、イギリス旅行に行けたのが本当にうれしかったです。股関節が痛かったときは、痛みのせいでショッピングも台無しになるから避けていましたが、**いまはめいっぱい楽しめるようになりました**

「歩いているときにつまずく」から症状がどんどん進行した

股関節の痛みを我慢していると、ちょっとした外出ですらうずくようになって、階段を3段上ると痛むし脚が重くて。お尻から太もも、ふくらはぎまでの痛みとしびれに悩まされました。「よいしょ」と手をついて前かがみになると体が起こせず、おじぎのまま歩くようになって靴を履くのも大変で。家族からは「脚をひきずっている」と言われました。

孫が遊びに来ると、そのときは楽しくても帰ったら2、3日は疲労困憊《こんぱい》。発熱することもありました。ほかにも娘の手伝いや義母の介護があり、いつも家族の予定に合わせて動いているので、自分の自由になる時間なんてありません。家族にとって私は欠かせないキーパーソンのような存在で、自分の体のことを顧《かえり》みる暇がないまま長年過ごしていました。自分の体の優先順位が異常に低かったように思います。

生まれつき股関節が浅く変形性股関節症と宣告される

病院でレントゲンを撮ってもらうと、股関節が浅くて「変形性」との指摘が…。「手術でないと治らない」とも言われ、湿布と痛み止めを出されましたが私には効かず、運動不足も指摘されます。医師には「歩くように」と言われたけど、あの痛みに耐えて歩くことはできなかったんです…。明らかに外出が減って移動は車ばかりになり、体重が増えてきて悩みは重なる一方でした。

しかし股関節が痛いと少し歩くことすらおっくうになり、近所のコンビニにも車で行くほどに。病院へ行くたびに痛みを訴えていると、医師からは人工関節手術をすすめられました。じつは親もその手術をしたのですが、最終的にはひとりでの生活ができず施設に入ることに。人工関節にしても、医師は「10年ももたない」と。当時60歳で、そこからの人生は長いと考えると、やはり手術は怖かったんです。

　そんなときに今村先生の院に通うようになりました。

じつは痛みの原因は腰が痛むような姿勢だった

　先生に指摘されて気づいたのが「私は腰が悪い」ということです。腰から上半身が折れ曲がり、まるでおじぎをしているような前傾姿勢になっていたそうで。確かに腰も痛むのですが、もう痛いのが当たり前になっていました。その影響で、ひざがつねに少し曲がったままでガニ股になっているとのこと。これでは歩けないのも当然、と納得でした。

　その後、施術を受け、腰をのばしたり足首の可動域を広げたりするセルフケアを続けると3か月後には腰がのびて、サッと脚が上がるように。

　驚いたのは、終日歩き続けても孫を抱っこしても、疲労すら感じなくなったことです。この変化で「自分の体はまだまだよくなる」と自信を持てました。後日、子どもも孫も全員集合のクリスマスパーティで何時間も台所に立っていられ、みんなが大好きな料理をふるまえたんです。特に孫が喜んでくれ「おばあちゃんに会いたい」と、以降お盆と正月だけでなくしょっちゅう遊びに来る賑やかな家になりました。

　姿勢や体の使い方を変えて股関節の痛みが

長時間歩けて立ち仕事もできて希望が湧いた

なくなると、移動手段も自由に選べるようになり、以前は「とんでもない！」と思っていた家の大掃除、引っ越し、草抜き、大型ショッピングモールでの買い物もできるようになって。

股関節痛の原因が腰にあるのは実感できたので、腰のためにも運動をしようと思うようになりました。それまで近所に行くのも車だったのが、ちょっとした距離なら歩くようにしたところ、股関節の痛みが軽くなり体力もついてプールに通う日も。

以前は1日預かるだけで疲れきっていた孫の世話が、2、3日泊まっていっても平気になり。いまではクリスマスやひな祭りといった行事ごとに孫が来るのが楽しみで、せっせと準備をするようになりました。

義母もつい最近、看取ったのですが、最期まで自分でつくったご飯を施設に持っていくことができて、やりきった気持ちでいっぱいです。

百貨店で新しい脚を買った気分に！

私は足首もうまく使えていなかったようで、ずれた足首と曲がった腰にはさまれた股関節に負担がかかり、痛みが生じるようになったとか。足首と腰を整えてもらい、それぞれの正しい使い方をマスターしたところ痛みがなくなりました。面白いことに、以前はどこの整形外科でも人工関節の手術をすすめられていたのが、いまでは誰も言わなくなりました。医師に手術が必要のない体と診断されたのがうれしくて。

今村先生によると、私のような姿勢の人は多いそうです。正しい体の使い方を知ることができたので、姿勢が少々崩れても気がついて正せるようになりました。自分の体と向き合うことは、本当にいいことずくめと実感しています。

Chapter 3

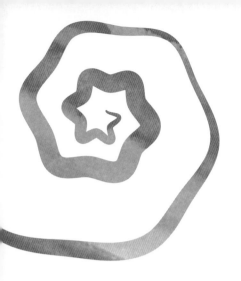

しつこく
つきまとう
こり・不快感

肩こり…1

背中側の肩

肩甲骨上角

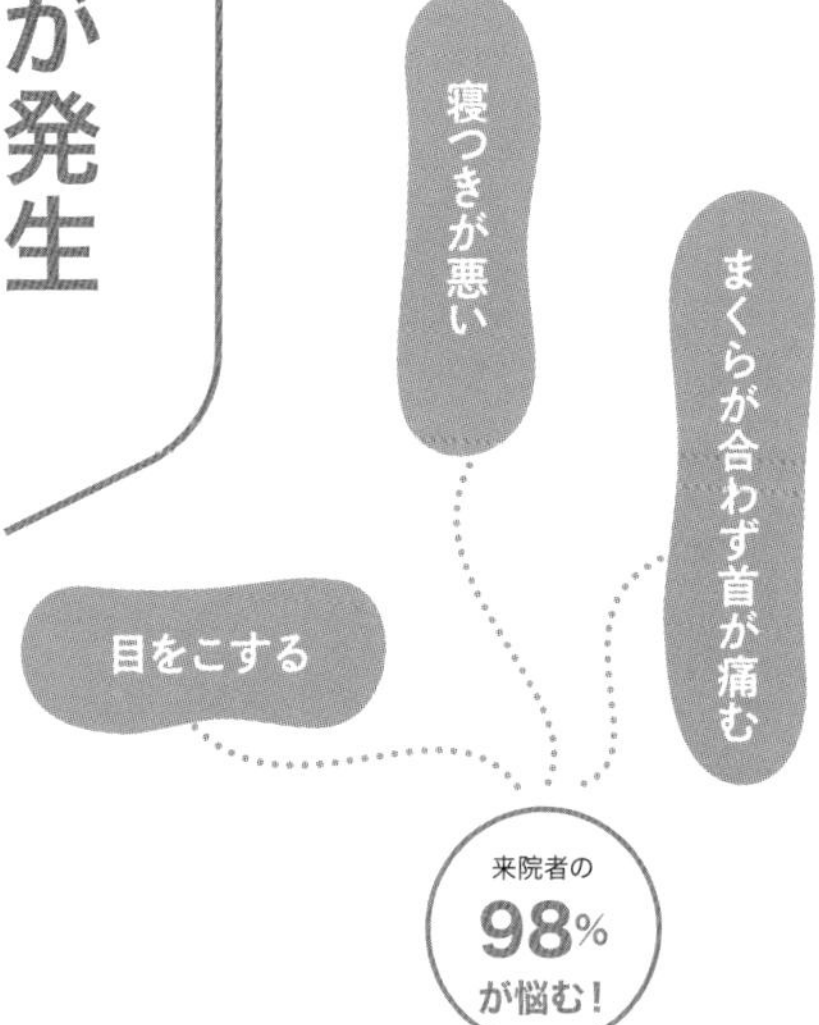
寝つきが悪い
まくらが合わず首が痛む
目をこする
来院者の98%が悩む!

首から肩の筋肉を酷使しこりや痛みが発生

背中側の肩にこりや痛みが生じるとしたら、このタイプの疑いあり。朝起きたときに、肩がこり固まっていたり、首をしょっちゅう寝違えて肩まで痛みを伴ったりすることもあります。「まくらを替えても合わない」「寝つきが悪い」と訴える人も。さらに症状が悪化すると、車酔いのような気持ち悪さや吐き気を感じる場合すらあります。なで肩になっている人が多く、キャミソールや下着、ショルダーバッグなどのストラップがずり落ちやすいという特徴も。

原因は、ズバリ首の動きにくさです。猫背や上半身が前に倒れた姿勢が常態化すると、頭が前に出て肩は内側に入るため、首を左右に回したり上を向いたりしにくくなります。普段から体が緊張しやすい人が多く、つねに歯を食いしばったり体に力が入ったりし続けていて、寝ているあいだも肩がすくみがちに。そうすると前に傾いた頭を支えるために「肩こり筋」とも呼ばれる肩甲挙筋が過剰に働き、こりや痛みが生じます。本来、肩甲挙筋は、首を回すときにだけ使うもの。肩甲挙筋は首の骨（頸椎1〜4番）に付いているので、酷使されて硬くなると首がますます動かしにくくなり、首の位置もずれます。

症状改善には、普段から首をよく回したり、頭が背骨の真上に乗るように姿勢を正したり、肩甲骨のあいだにカイロを貼って温めたりするのも有効です。

肩甲挙筋がこわばると

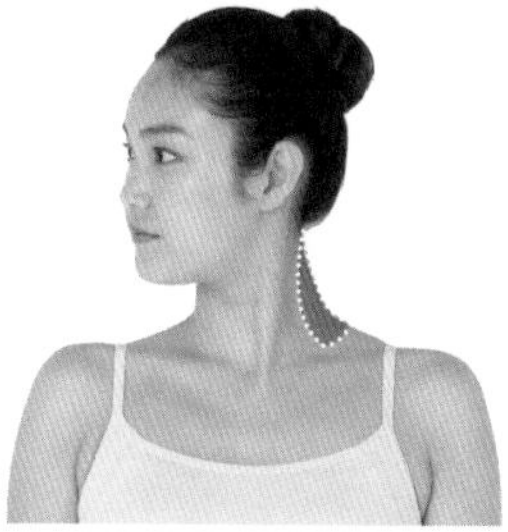

首を左右に倒したり回したりしにくくなる

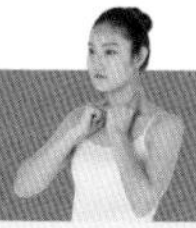

首横のばし

をすると…

不快感に即効

首から肩にかけてラクになる
●ショルダーバッグがずれにくくなる

続けることで体質改善

2週間ほどで吐き気や食いしばりを感じなくなる。2か月続けると寝つきもよくなり熟睡しやすくなる

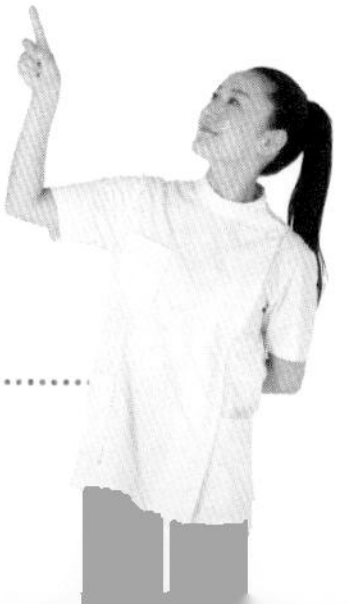

十年来の頑固な肩こりも一掃

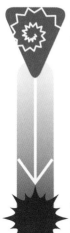

首の硬さを感じたら、ぜひ「首横のばし」を。首の骨と肩甲挙筋にアプローチすることで10年以上の頑固な肩こりも解消。肩甲挙筋がゆるむと首から肩のラインがほっそりします

肩こり…①

背中側の肩／肩甲骨上角

首横のばし

首の側面をのばし、首の骨に付着している肩甲挙筋の本来すべき動きを取り戻します。指で押さえて首を回すことで、こり固まった肩甲挙筋がほぐれてのび縮みするようになり、首の位置が戻って肩のこりや痛みが緩和されるのです。

30秒

即効性レベル

低　普通　高

How to

1 人差し指で首を押す

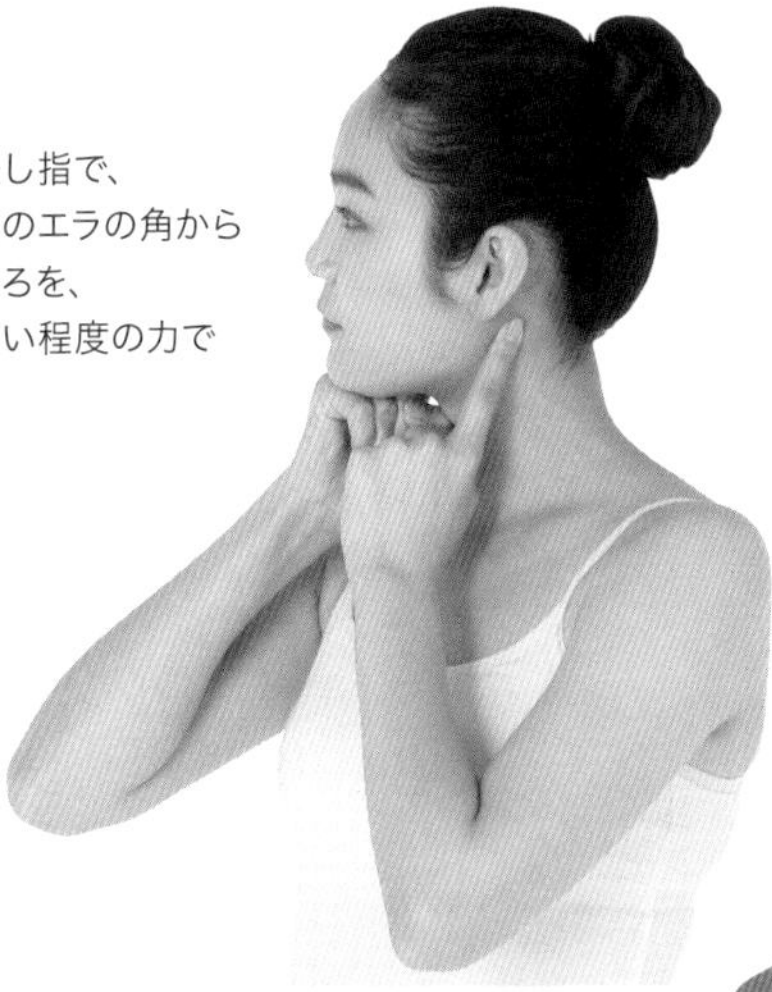

両手の人差し指で、
左右のあごのエラの角から
指3本分後ろを、
痛気持ちいい程度の力で
押さえる

2 顔を左右に向ける

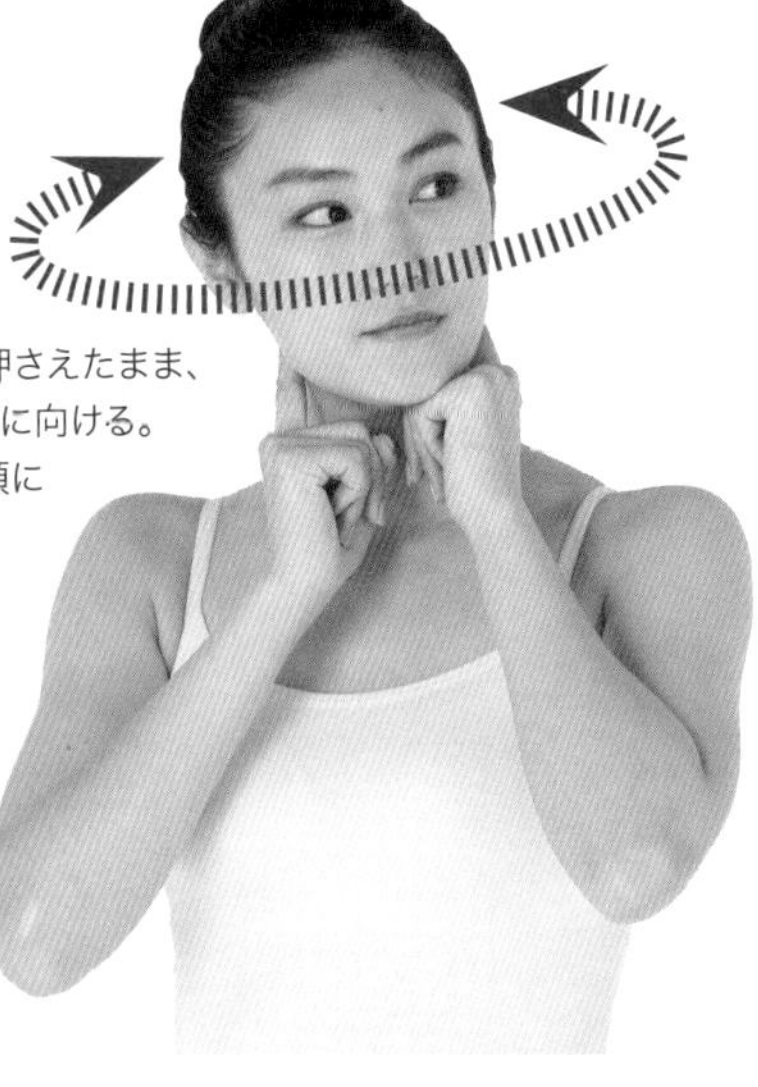

人差し指で首を押さえたまま、
顔をゆっくり左右に向ける。
右→正面→左の順に

3 人差し指を下にずらし顔を左右に

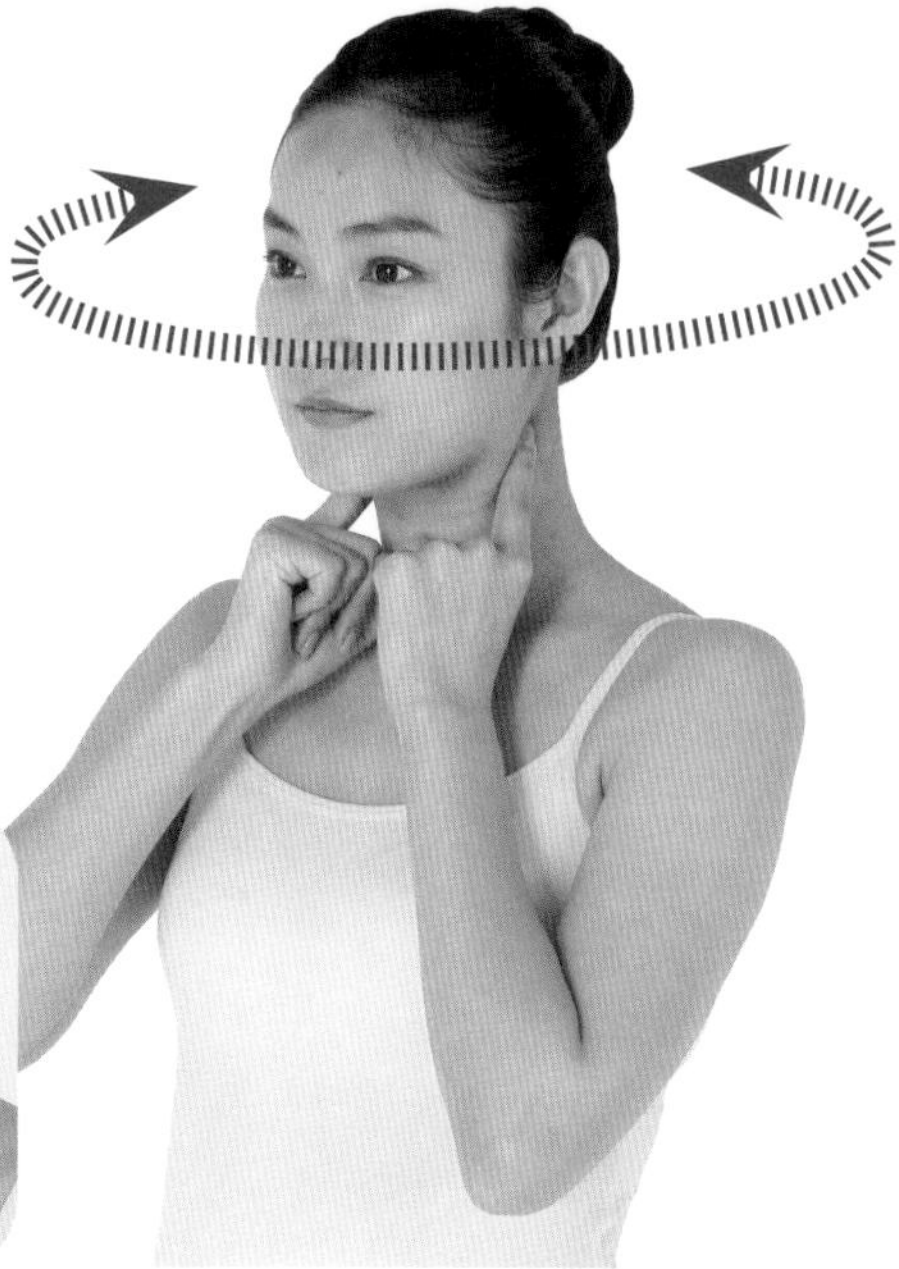

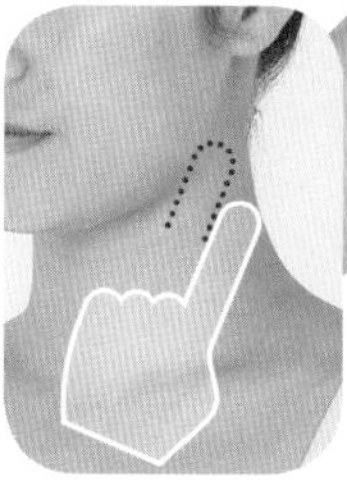

人差し指を指1本分、
真下にずらして
首を押さえたまま、
再び顔をゆっくり
左右に向ける

4 再び人差し指を下にずらし顔を左右に

首から肩がほぐれた～

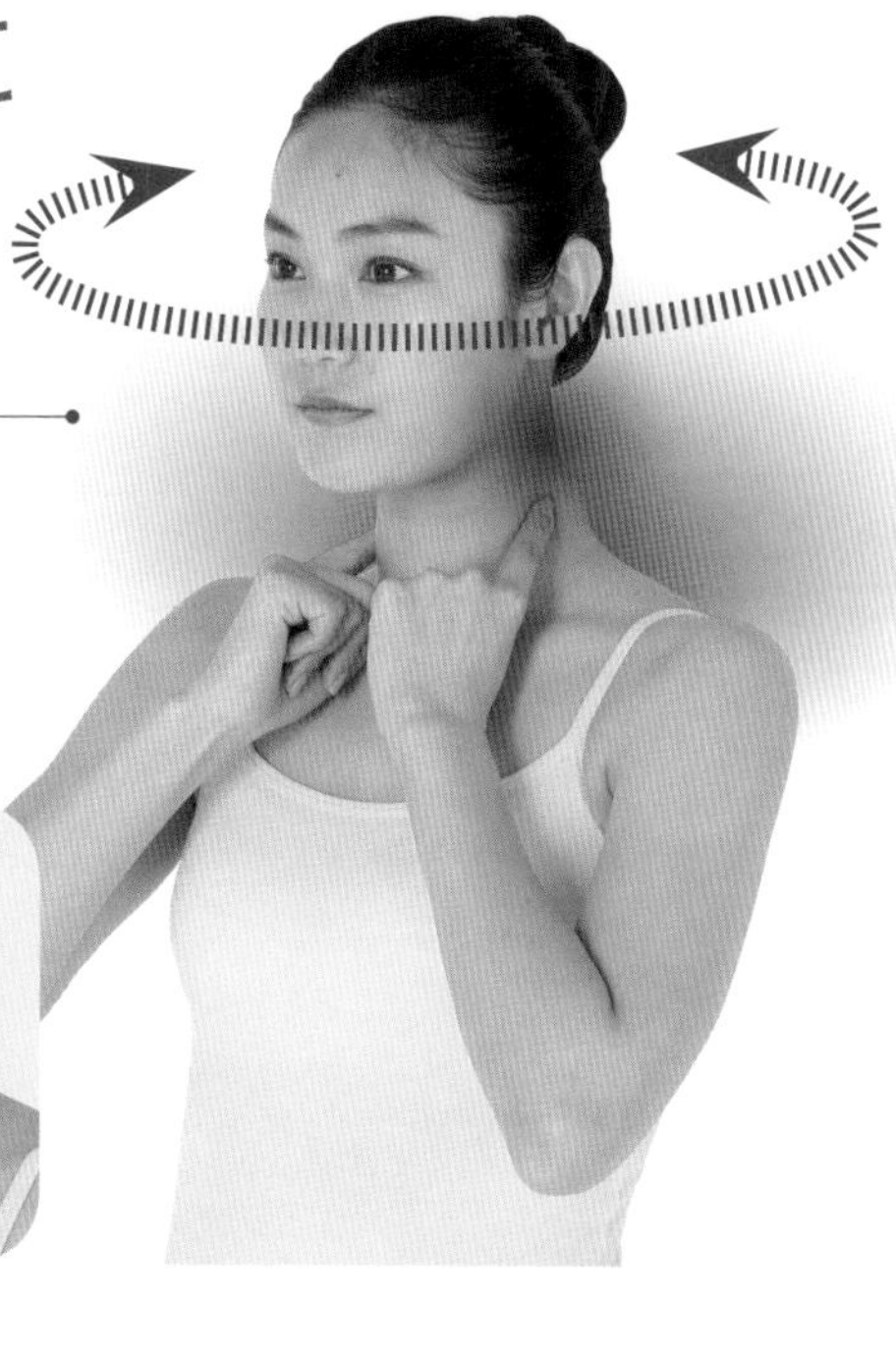

1～4を
3回くり返す

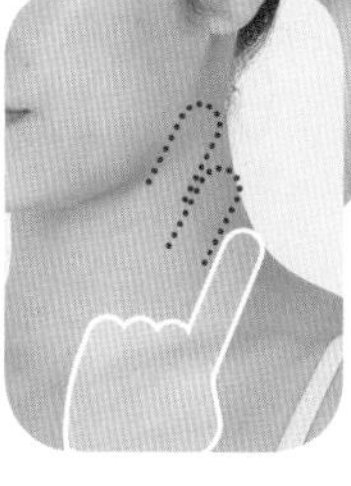

もう一度、
人差し指を指1本分、
真下にずらして押さえたまま、
顔をゆっくり左右に向ける。
左右交互が難しいときは
片側ずつ行っても

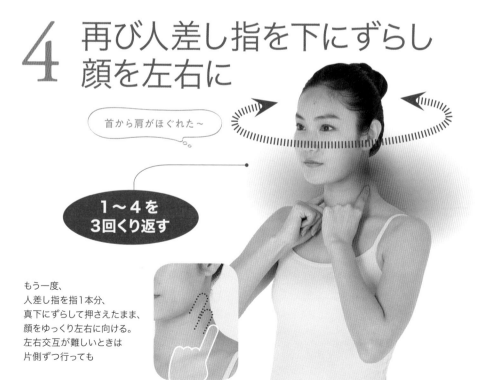

肩こり…②

肩のてっぺん
首の付け根側面

洗濯物干しで肩が上がらない
重い服が苦手
腕がだるい
来院者の98%が悩む！

普段から肩をすくめて僧帽筋を酷使

首の付け根側面にこりや痛みを感じるようでしたら、こちらのタイプの肩こりでしょう。歯をかみしめたときに、歯ぐきが浮いているような独特の違和感があります。多忙で時間に追われている人が多く、つねに考えていたり緊張していたりしがちで、なかなかリラックスできません。体に力が入っているので、肩がすくんだり、いかり肩になったりしやすく、何もしていなくても疲労が溜まりやすい傾向が。リュックやショルダーバッグのストラップでも肩に痛みが生じ、重いコートやジャケットなども負担に感じます。

悪化すると、腕が上がらなくなったり、だるくなったりして、細かい手作業も困難に。やがて頭痛や歯ぎしり、食いしばりが生じることも…。

原因は、頭やあごが前に出た姿勢にあります。お腹のインナーマッスルが弱いと、本来は長時間使える筋肉ではないアウターマッスルの僧帽筋で頭を支えたり腕を動かしたりするようになるため、疲労困憊状態に。こうして酷使され緊張して縮こまった僧帽筋に、こりや痛みが生じるのです。

同じ姿勢が続いたときは、立ち上がったり歩き回ったりしましょう。寝るときは体を丸めて胎児のポーズをとると、全身の力が抜けやすくなります。バッグなどを肩がけするなら、荷物部分を背中側に回すのがおすすめです。

僧帽筋がこわばると

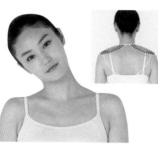

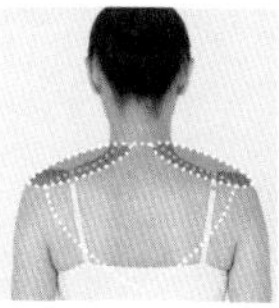

左右に頭を倒しにくくなる

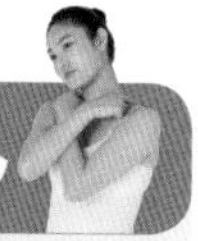

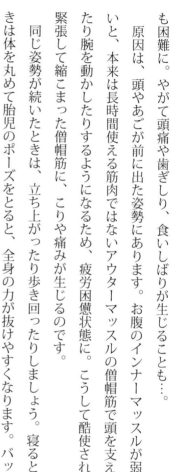

肩ツボ押しのばし

をすると…

不快感に即効

肩のこりがやわらぐ

- すぐに腕が上がりやすくなる
- 肩のてっぺんが軽くなる

続けることで体質改善

1週間で、下着の締めつけがラクになる。2か月で荷物を持ちやすくなり、スーツや重たいコートが着られるようになる

疲労が溜まった僧帽筋をほぐす

ガチガチだった僧帽筋がゆるむと、緊張が解けてリラックス上手になり疲労回復の速度もアップ！　表層の面積が広い僧帽筋は、緊張しやすいけれどほぐれやすいので、すばやくこりを緩和できます

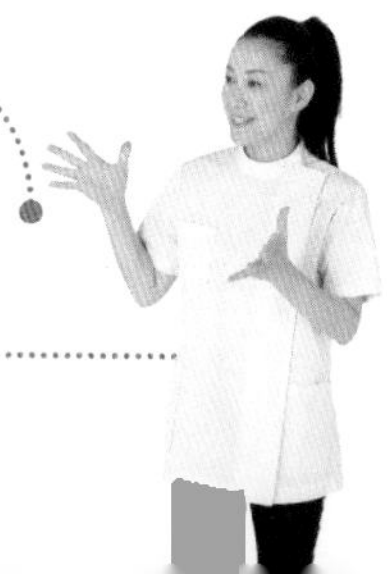

肩こり…②

肩のてっぺん／首の付け根側面

肩ツボ押しのばし

10秒

肩の僧帽筋が酷使され縮んで力が抜けなくなっているので、手で肩を押さえてのばすと、こわばった筋肉がゆるみます。僧帽筋が自在にのび縮みすると血流がよくなり、こりや痛みも解消しやすくなるのです。

即効性レベル

低　普通　高

How to

1 あごを引く

顔を正面に向けて
あごを引く

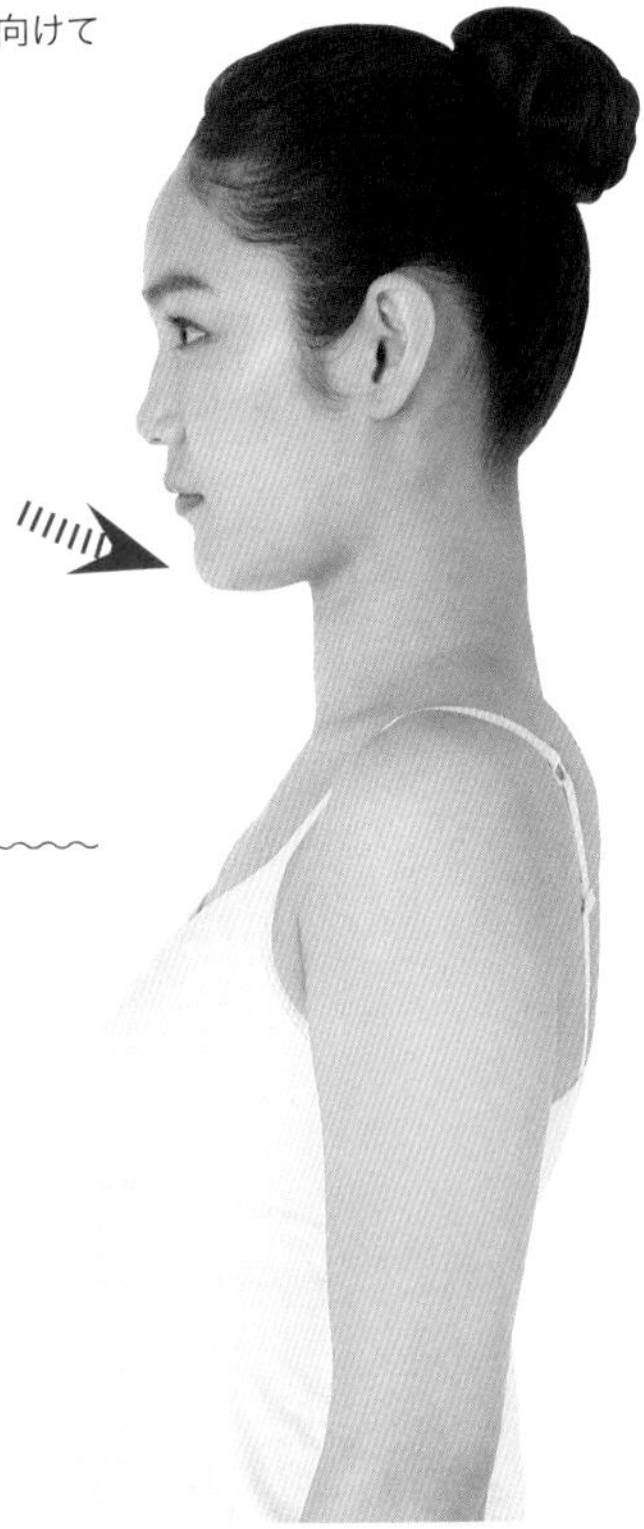

NG

✕ あごを出す

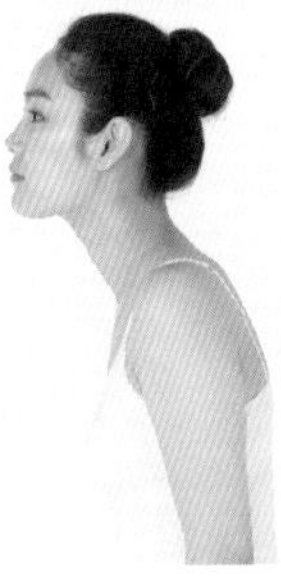

✕ 下を見る

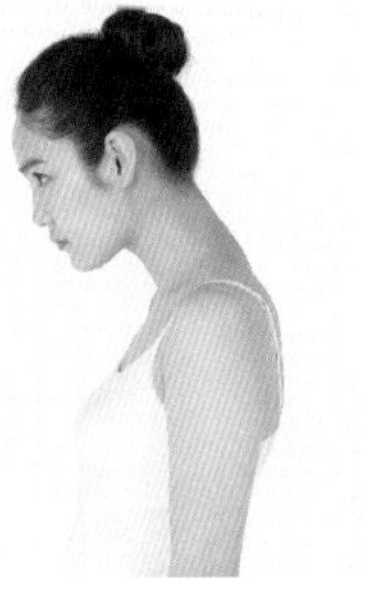

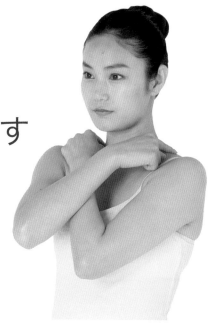

2 首と肩の中間点を押す

人差し指と中指で、
首と肩の境目と、肩のいちばん端の中間点を押す。
両肩とも同じ位置を押さえる

3 首を真横に倒す

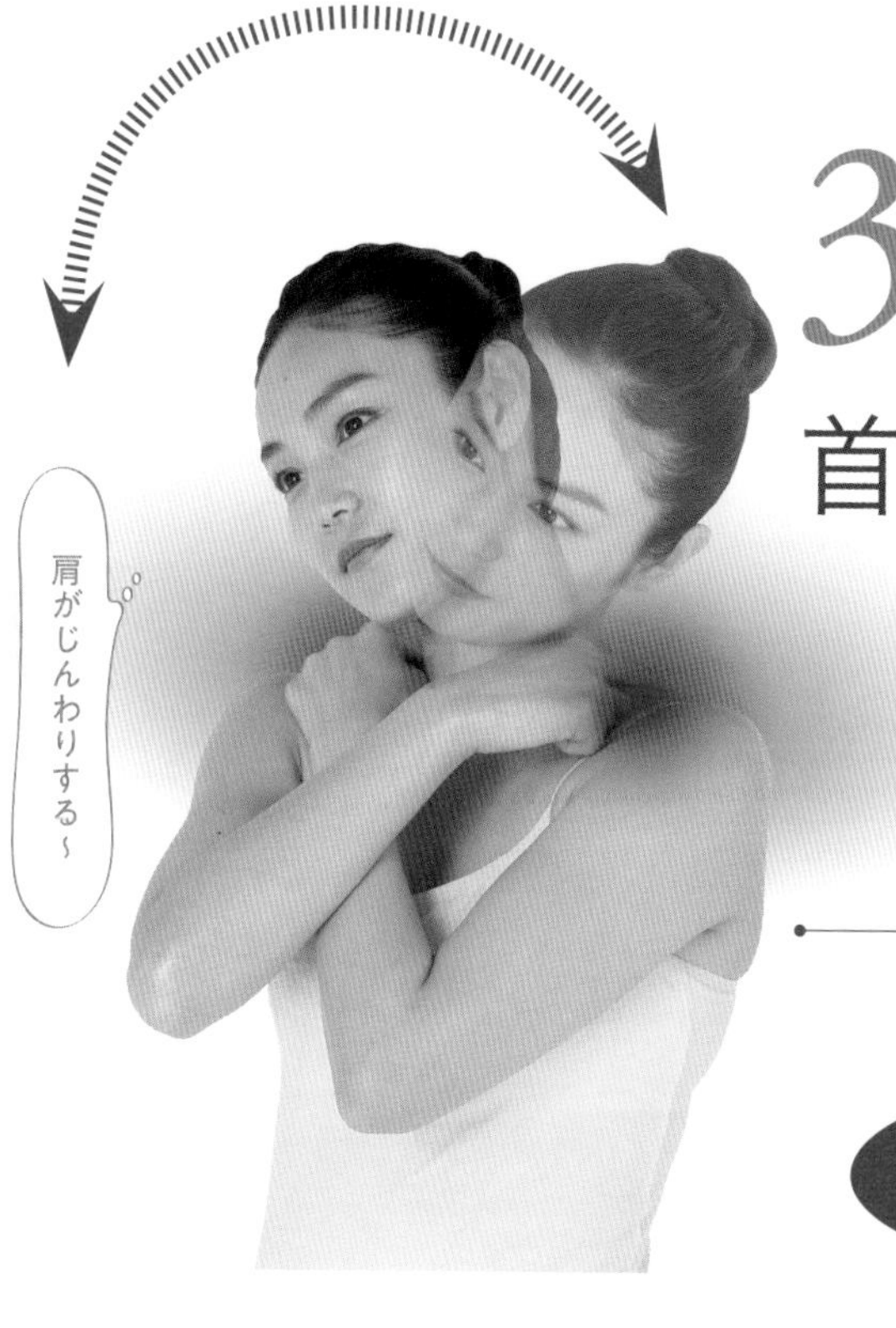

顔を正面に向けて、
2本指で肩を押さえたまま首を真横に倒す。
ゆっくりと呼吸をしながら、
耳が肩に近づくように首を横に傾け元に戻し
反対側にも同様に傾ける

左右の動きを3回くり返す

背中がこる

じつは下向き姿勢が生み出していたこり

肩甲骨のあいだ

肩甲骨と肩甲骨のあいだに何か違和感がありませんか。無意識のうちに背中を柱の角にごりごりと押しつけていたり、傘の持ち手などを当てたりしていたら要注意です。背中のこりが悪化すると、吐き気を感じることも。また、階段を上ったり早歩きしたりするだけでも、ハアハアと息切れしてしまいます。裁縫《さいほう》や筆記などの細かい手作業がしにくくなったり、重い荷物やフライパンを持つと腕がだるくなったりすることも。

このこりはスマホやパソコンの操作、家事などで、下を向き続けることから起きます。頭や首が前に出るので、脊柱《せきちゅう》は正しいカーブで支えきれず猫背に。

姿勢が悪いと言われる

細かい作業が苦手

来院者の
22.3%
が悩む!

すると背骨と肩甲骨のあいだにある菱形筋がのびっぱなしになって固まり、こりが生じるのです。肩甲骨と肩甲骨のあいだが広がると肩に力が入って可動域が狭まり、肩甲骨で腕の重みを支えきれなくなって、手作業がしにくくなったり腕がだるくなったりします。また猫背が常態化すると、呼吸が浅くなったり、胃が下がってきて吐き気をもよおしたりすることも。

デスクワーク時は、なるべく机とイスを近づけて、猫背になるのを防ぎましょう。もし鏡で背中を見て肩甲骨のシルエットが見えなくなっていたら、背中側で指を組んでひじをのばすストレッチもおすすめです。

菱形筋がこわばると

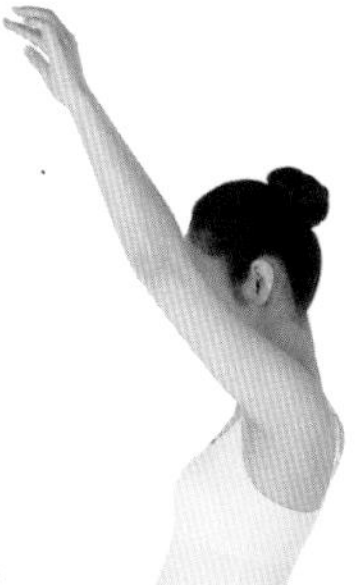

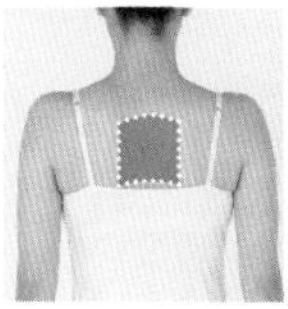

腕をのばしたまま頭上に上げられない

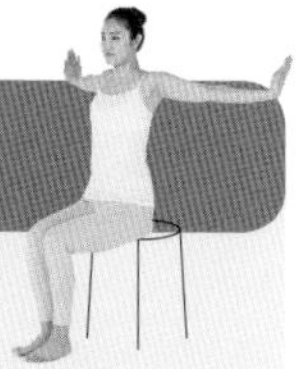

肩甲骨寄せ

をすると…

不快感に即効

背中のこり感が軽減される

- 背すじをのばしやすくなる
- 呼吸しやすくなる

続けることで体質改善

1週間で、背中に手を回しやすくなり、2か月で肩甲骨の縦ラインが出てきて、シルエットがきれいに。背中が引き締まる

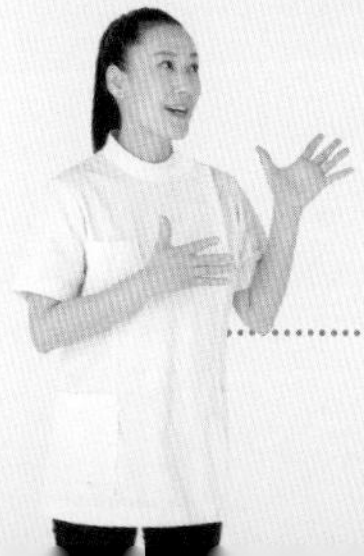

背中のこりやひじ、手指の痛みに特効

肩甲骨を背骨に寄せる菱形筋がこり固まり、肩甲骨の位置が安定せずにひじや手指の痛みが生じる人が増えています。スマホを見る際は、ひじを引いてスマホを体に近づけると、手やひじへの負担が軽減し肩甲骨が背骨に寄るので、背中のこりを予防できます

背中がこる

肩甲骨のあいだ

肩甲骨寄せ

10秒
(10往復)

肩甲骨どうしを寄せ、のびきった菱形筋を縮めてゆるめます。背骨と肩甲骨のあいだは指３本分以下が目安。鎖骨下の胸筋や、腕の上腕二頭筋ものばす作用があるので、呼吸がしやすくなったり、腕が動きやすくなったりします。

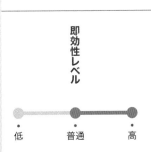

即効性レベル

低・普通・高

How to

1 腕を左右にのばす

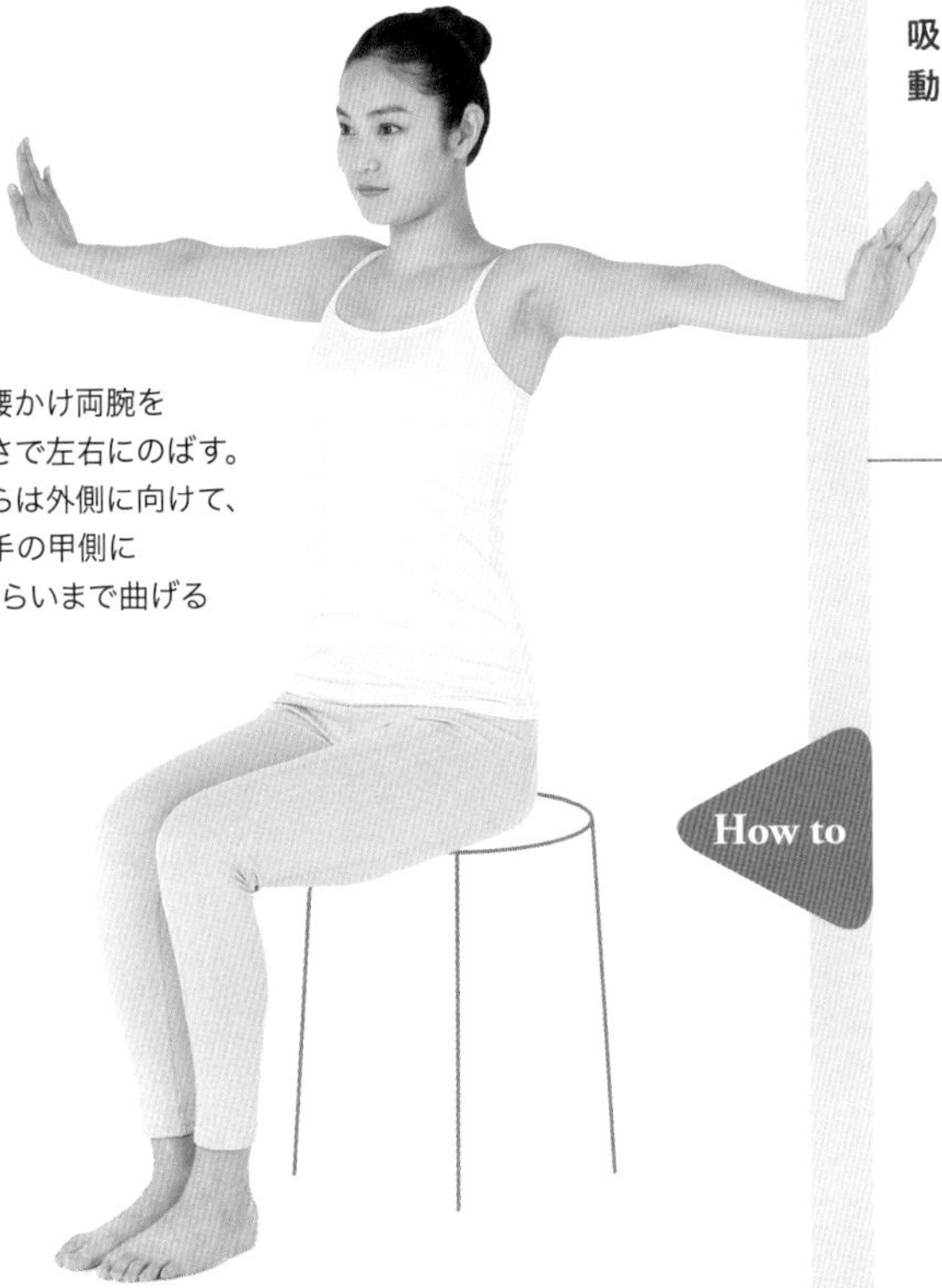

イスに腰かけ両腕を肩の高さで左右にのばす。手のひらは外側に向けて、手首を手の甲側に90度くらいまで曲げる

手首の角度はなるべく90度に近づける

✕NG

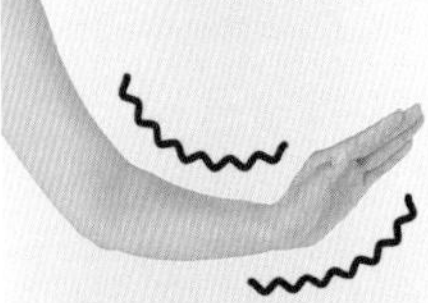

〇OK

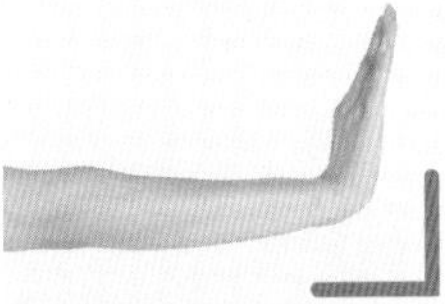

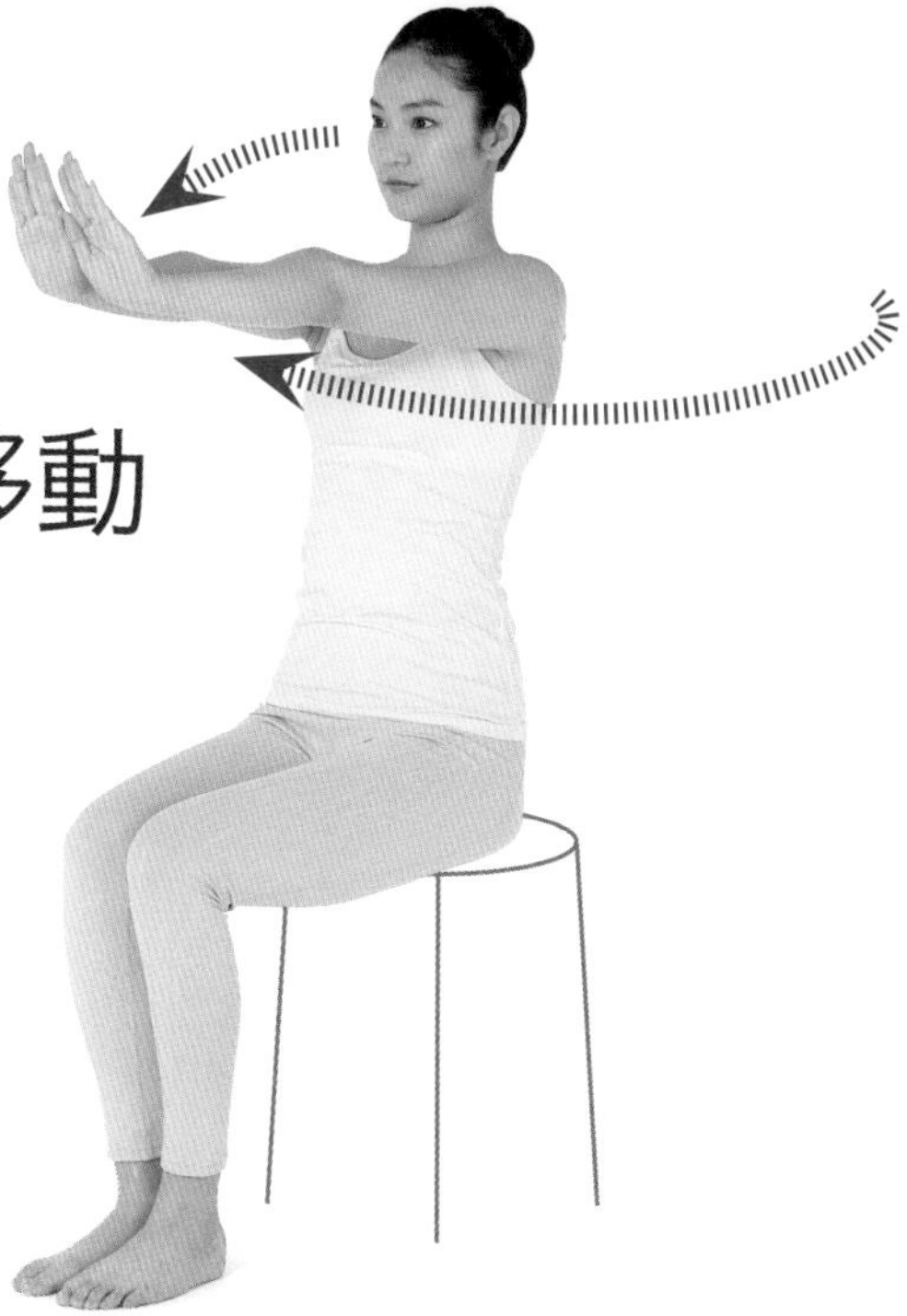

2 両腕を体の前に移動

腕の高さをキープしたまま体の前に移動。
このとき親指どうしが触れるように

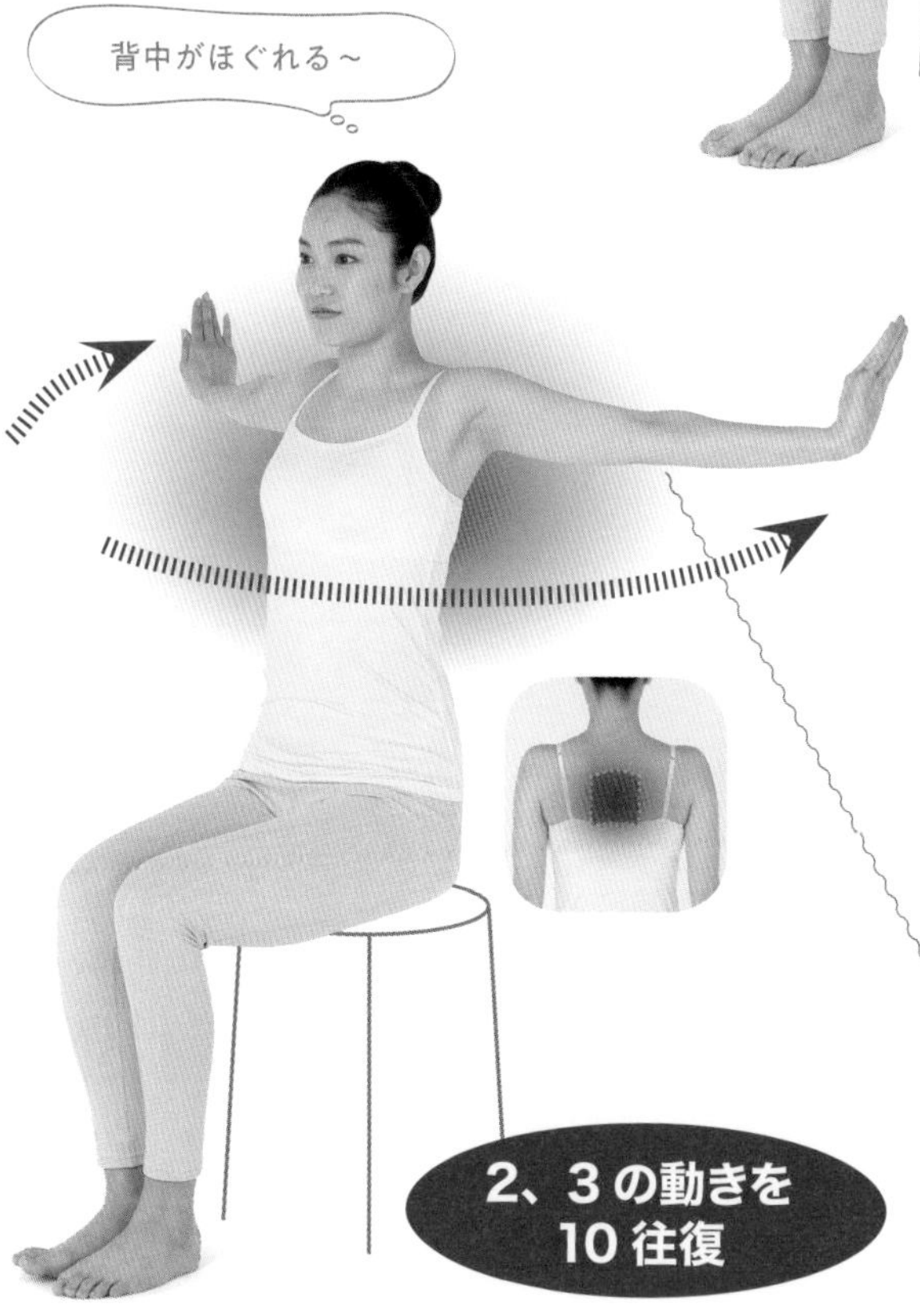

3 両腕を体のやや後ろに

腕の高さをキープしたまま
真横より10㎝程度後ろに動かす

NG
ひじが曲がる

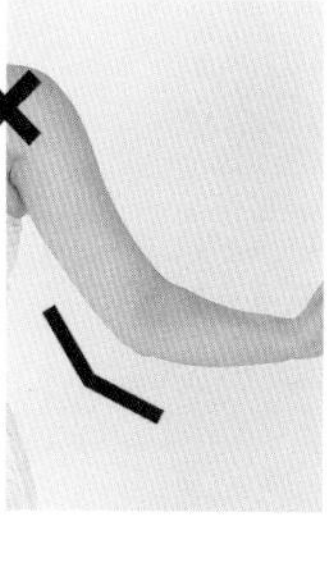

2、3の動きを10往復

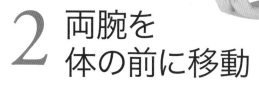

脚のむくみ

ふくらはぎ

血液やリンパの流れが悪化するので放置は厳禁

ふくらはぎや足首のむくみが進むと、アキレス腱やくるぶしが埋もれて見えなくなりがちです。靴やパンツがキツくなったり、靴ずれが起きたり、ふくらはぎがだるくなったり重くなったりするので、階段を上るのもおっくうになります。一枚皮に覆われたように皮膚感覚が鈍くなることも。むくみを放置すると血液やリンパの流れが滞って代謝が低下し、ふくらはぎや足首に脂肪がついて太くなり、脚の毛細血管の弁が壊れて紫色や赤色の細い血管が浮き出ます。

ふくらはぎは第二の心臓とも呼ばれ、ポンプのように全身に血液を送る働きが。ふくらはぎの血流が悪くなると、体がだるくなりがちです。「むくみだから」

脚がだるい

足首やかかとが気になる

来院者の
76.7%
が悩む！

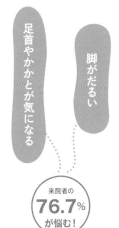

と放置すると、体の不具合は増える一方に。1日経ってもむくみが引かなかったり、皮膚を押すとへこんだままでなかなか戻らなかったりする場合は、病気が隠れているサインかもしれません。医師に相談しましょう。

下肢の血流は、その構造上、そけい部（血管裂孔《けっかんれっこう》・大腿静脈・腸腰筋）と、内もも（大内転筋《だいないてんきん》・内転筋管）、ひざ裏（膝窩静脈《しっかじょうみゃく》・膝窩筋）の3か所で滞りやすい傾向にあります。それぞれ、血管の横を走っている筋肉がこり固まっていると血管を圧迫し、血流が滞ってしまうことに。普段からこり固まりやすい3か所をほぐすことが、むくみ解消のコツです。

そけい部〜ひざ裏がこわばると

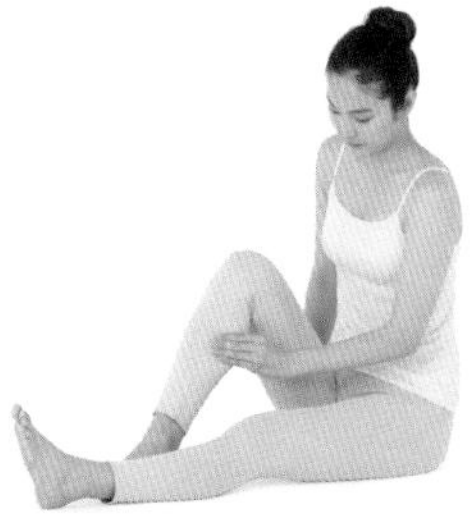

ふくらはぎの内側をつかむと痛む

3点押し

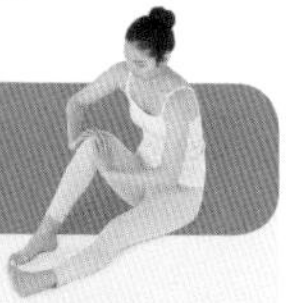

をすると…

不快感に即効

- つま先立ち動作がしやすくなる
- 足踏みをしたときに軽く感じる

続けることで体質改善

1週間で歩いたり階段を上ったりするときのだるさが解消し、2か月で足首まわりのくびれが出てくる

むくみは代謝低下と倦怠感《けんたいかん》のもと

余分な水分が溜まるむくみは、代謝低下やだるさの原因なので放置は厳禁。むくみ解消で「体の下水道」と呼ばれるリンパの流れがよくなり、老廃物の排出促進効果も期待できます

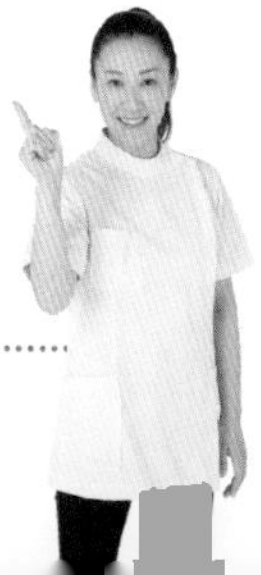

脚のむくみ

ふくらはぎ

3点押し

1分

血流が滞りやすいそけい部、内もも、ひざ裏の3点にアプローチ。3点を押して離すことで血流の勢いが増し、こわばった筋肉がほぐれます。筋肉がのび縮みしやすくなるので血液のポンプ機能が改善し、むくみも解消。

即効性レベル

低　普通　高

How to

1

親指で
そけい部を押す

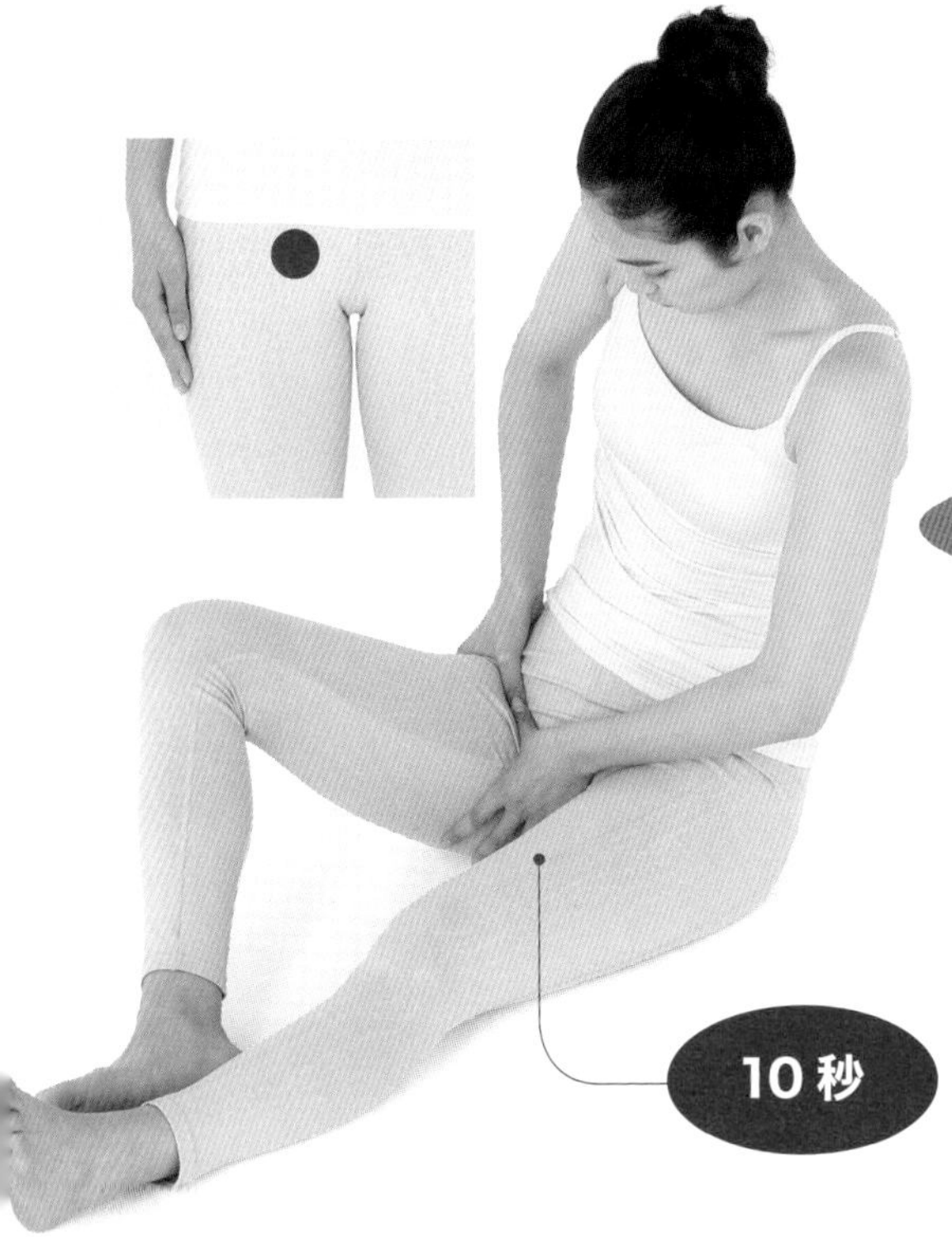

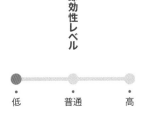

床に座り、
太ももと胴の境目（そけい部）の
真ん中を親指を重ねて押す。
10秒押したら親指をゆっくりと離す

2 親指で内もも下部を押す

太ももの内側の下4分の1の部分をつかむようにして
親指を重ねる。
こりを感じる位置を10秒押し、
ゆっくりと離す。痛気持ちいい程度に強く押す

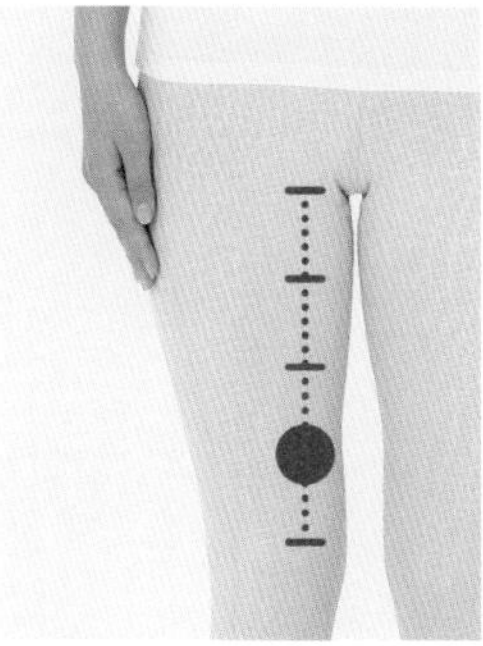

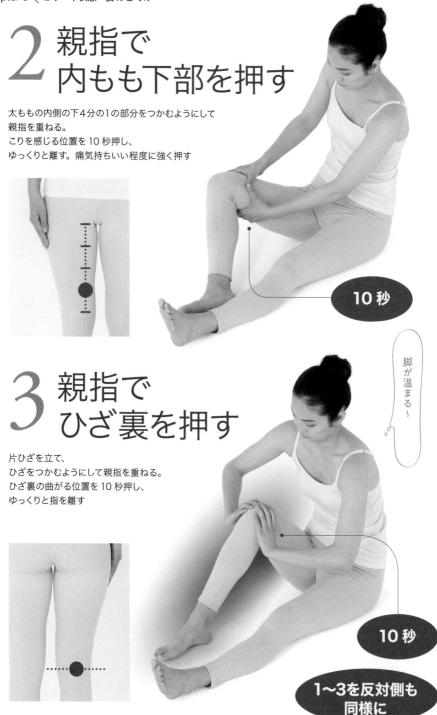

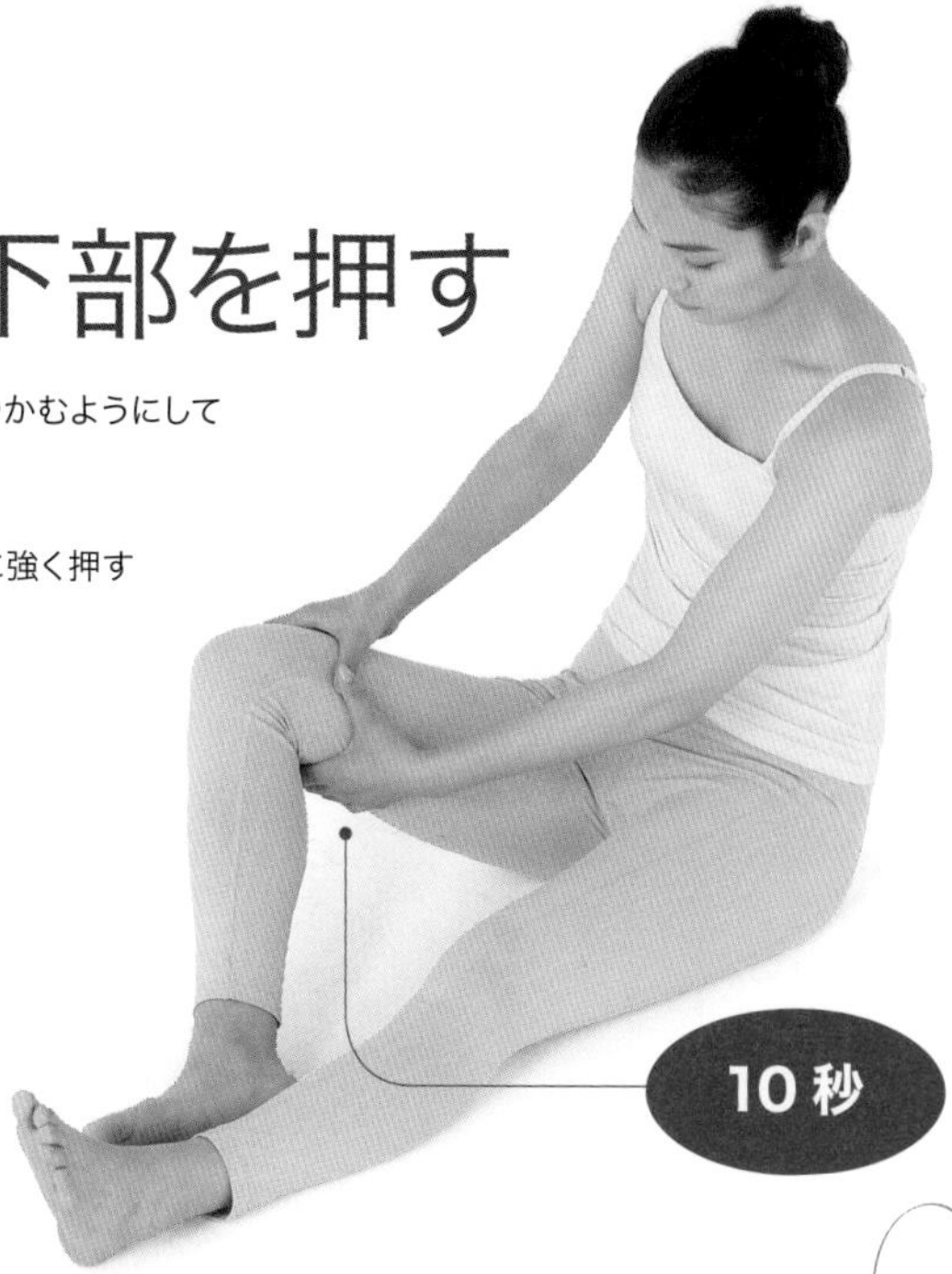

3 親指でひざ裏を押す

片ひざを立て、
ひざをつかむようにして親指を重ねる。
ひざ裏の曲がる位置を10秒押し、
ゆっくりと指を離す

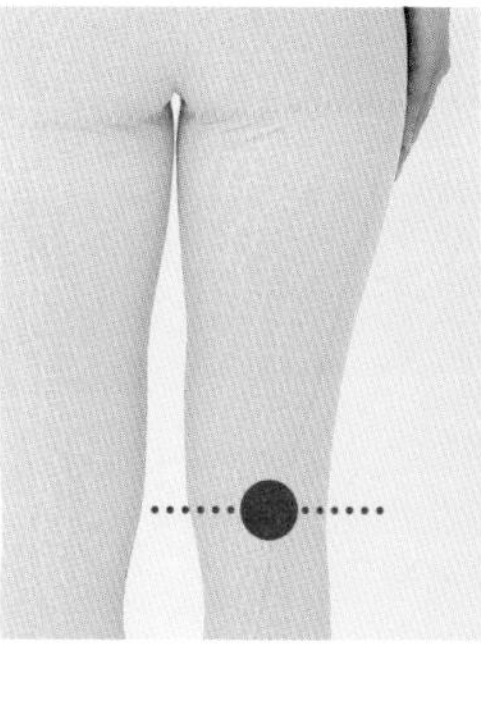

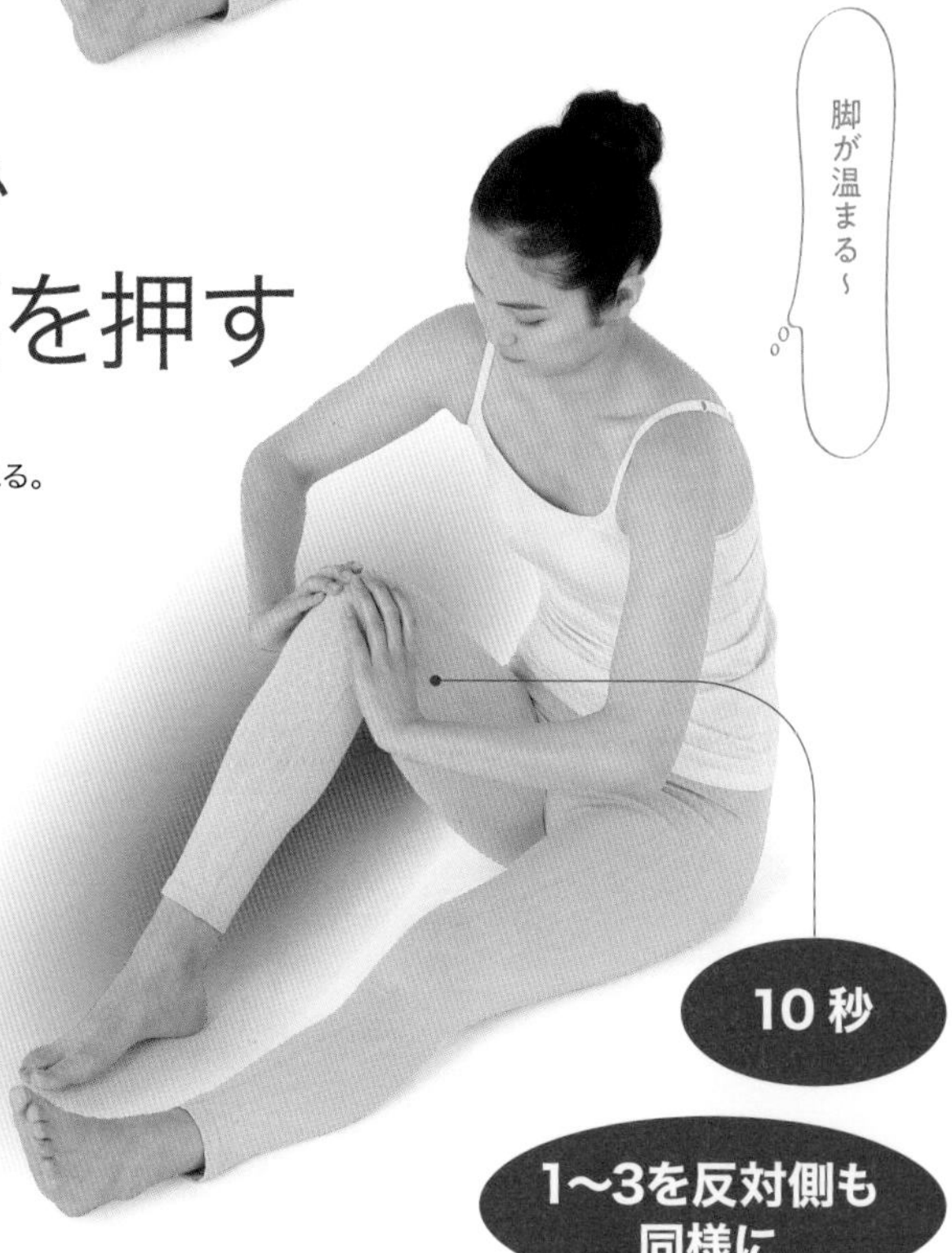

1~3を反対側も同様に

鈴木奈美さん（50歳）のお悩み

初めてご来院されたときは、
本当に**おつらそうでしたね**

鈴木奈美さん

そう！ **頭痛**がひど過ぎて鎮痛剤飲みまくりだったから、
もう効く薬が1つしかなくて。
薬飲み過ぎで**胃が痛くて、**胃薬も飲んでました（苦笑

当時は**寝込んでばかり**で家事するのもつらくて。
娘に「ママ、お腹空いた。また寝てるの？」と言われ
「つくりおきの冷凍パスタを食べてて」と言うのが地味にキツかったです

病院もいくつか通われたとか

それが、どこに行っても**加齢とかストレスとか**
眠たいこと言ってきて。こっちは鎮痛剤で耐えられないときは
風邪薬まで飲んでるっていうのに

鈴木さんは、**大胸筋と腹筋群、**
菱形筋が**「こわばり筋」**でした

先生にそう言われて目からウロコが落ちたというか
「治るかも」って希望が持てたんです！

それから**セルフケア**も頑張りましたよね

原因がわかって治る希望を持てたら、
あとは自分次第って気持ちが切り替わったのが大きいですね～

よく話を聞いてくださるやさしいご主人がいらして、
よかったですね

え～、私の症状を全部あの人にぶちまけたら致死量ですよ。
少なくとも、立っていられないはず（苦笑

産後があまりにしんどくて 仕事も辞め何もできない状態に

ずっと総合職で頑張っていたのですが、30代後半に出産を終えてから体調不良があまりにひどく、仕事を続けられなくなりました。高齢出産に体が耐えられなかったのかもしれません。

最初に今村先生にお世話になったのは43歳のときで、ひどい肩こりに悩まされていました。肩こりが悪化すると頭痛に襲われ、鎮痛剤を飲むほかなくなって。人と会う予定を泣く泣くキャンセルし、仕事もしていないのに横になっている自分に嫌気がさすばかり。娘からも「ママ、いつも寝てる」と言われてしまい…。

体が動かないと料理も頑張れず、冷凍食品に頼ることが増えます。夫は何も言いませんでしたが、私は自責の念や罪悪感に苛《さいな》まれてストレスが増す一方でした。

ほかにも手足は冷えるし脚はだるくて、少し無理をして料理をするとぐったり疲れるように。ＰＭＳも途轍《とてつ》もなく重いけれど、誰もわかってくれません。

40代からは芋づる式に出る不調に耐えきれず、よく寝込むように。悔しいけど専業主婦なのにこの状態だと「なまけている」ようで…。自分を責めていましたし、家族にも申し訳ない思いでいっぱいでした。

どんなに体がしんどくても、体から血が出ているわけでもないので〝ごく普通〟に見られます。でも家から一歩も出たくなくなるほど気分は落ち込み、精神的に不安定で夫や娘にも八つ

「ママ、いつも寝てる」と言われるのがつらくて情けなくて

当たりしがちになって、うつを疑ったこともあります。年齢的には更年期なので、病院で検査を受けるも数値は至って正常。医学では説明がつかず、打つ手のない不調に絶望しホルモン剤の処方を受けました。

痛みがあまりにつらくて 自分の症状がよくわからない…

今村先生と最初に話したときは「肩や頭が全部ずっと痛む」というふうに、ざっくりとした説明しかできませんでした。自分でもよくわからなかったのです。しかし教わったセルフケアを続けるうちに「首や肩のこの部分がこると頭痛が生じて、その後だるくなる」など、自分の体のことを細かく把握できるようになりました。こうして頭が前に出るタイプの猫背が常態化していたことがわかり、胸をしっかり広げて頭とあごを引き、左右の肩甲骨を背骨に寄せて背すじをのばすことを意識するように。自分の体のことを深く知るとセルフケアも的確になったようで、症状はよくなっていきました。

肩がバリバリで夜中に目が覚めた

最初の実感は、よく眠れるようになったことです。当時は肩がひどくこって体がつねに過緊張していたので、寝つけなかったり夜中に何度も目が覚《さ》めたりしていました。

睡眠の質が落ちれば当然、翌日にも疲れが残って体はしんどいまま。それが眠れるようになってからは、疲れが消えて体のさまざまな部位の可動域が広がってきたのです。洗濯物を干すときも腕がスッと上がったりして、顕著な違いが感じられるようになりました。それまで無理をしていた日常動作がラクにできるようになり、結果的に疲れにくくなったのです。

首などの可動域を広げるセルフケアを始めて1か月後には、あらゆる体の痛みや不調が消えていき、いつのまにか鎮痛剤を飲まずにすむようになりました。

体が思い通りに動くようになってからは、今村先生も驚くほど日々の生活が劇的に変わります。お休みしていたクラシックバレエを再び習い始められるようになり、パフォーマンスも如実に向上。以前は鏡を見るのも嫌だったのに、体が引き締まったら自信がついてボディラインの出るレオタードまで着られるようになり、その姿を見た娘も一緒に習い始めてくれました。

あきらめていた夢を50代で追いかけられるしあわせ

じつは私の子どものころの憧れは、きれいな衣装を着てステージに立ちスポットライトを浴びることでした。でも大人になるにつれ、そんな夢は口に出すのもおこがましいとさえ思うように…。でも50代にして叶えることができました。いまではバレエは私の生きがいです。

痛みがなくなると、自分の体とより的確に向き合えるようになり、体のことをきちんと把握できるため、メンテナンスが容易になりました。たとえば悪い姿勢をしていることに気づいて自分で正せるようになり、不調も未然に防げています。念願叶ってバレエの発表会に出られるようになっただけでなく、年齢を重ねるごとにスキルアップしました。今年も出演予定で、いまはレッスンが本当に楽しくて仕方ありません。

Chapter 4

もはや
腐れ縁なのか
女性の悩み

生理痛…1

腰の下部

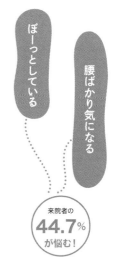

ぼーっとしている

腰ばかり気になる

来院者の
44.7%
が悩む!

骨盤の関節のゆるみから生じる独特の鈍痛

月経時の腰の痛みは、一般的な腰痛とは違い、腰の下部の奥にある仙腸関節あたりに重苦しい鈍痛やうずくような痛みが生じます。この痛みは腰を温めるとラクになるので、使い捨てカイロなどを活用して温めている人も多いのでは。生理になると女性ホルモンのリラキシンが分泌され、骨盤の靭帯《じんたい》が必要以上にゆるくなります。それを支えようと腰まわりの腸骨筋や多裂筋、回旋筋が活発に働いて独特の腰痛を引き起こしますが、このときに骨盤の関節を安定させると腰まわりの筋肉が過剰に働かずにすむので、痛みがやわらぐのです。

本来、腹筋の力が強ければ、腰まわりの筋肉を使わずに骨盤の関節を支えられますが、運動不足で筋力低下が進むと痛むようになります。立ち上がったときなど、動いた瞬間に腹圧が高まりドバッと経血が出る人は腹筋の力が弱まっており、筋力があった学生時代はなかった生理痛が社会人になって生じるケースも。腰痛や経血が気になったり、血流が悪くなるせいで仕事などに集中できずぼーっとしたりするからと薬に依存する人も多いですが、ぜひ一度、体の使い方を変えてみてください。

太ももの大腿四頭筋を使うと、腹筋も連動して使えるようになるので、歩くときは歩幅を広げ、座っているときはその場で足踏みするのもおすすめです。

大腿四頭筋がこわばると

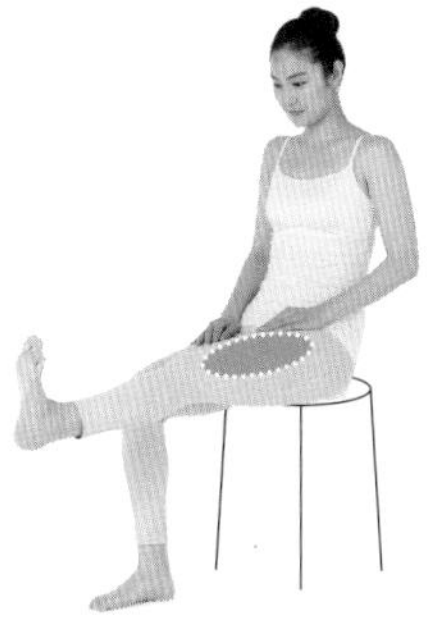

イスに腰かけたままひざをピンとのばしにくい

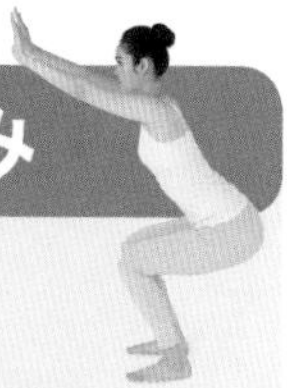

四頭筋しゃがみ

をすると…

悩みに即効

●太もも前面の筋肉が使えるようになり張りを感じる

続けることで体質改善

1週間で座っているときの姿勢がよくなる。2か月で脚のむくみが改善される。生理が始まったら毎日実践すると鎮痛剤に頼らない生活に

運動不足の体をリセット

日常生活で負担がかかる部位に痛みが出がちです。運動不足がたたって年々痛みが増す傾向にあるので、まずは歩数アップを意識すると痛みと運動不足解消の一石二鳥！

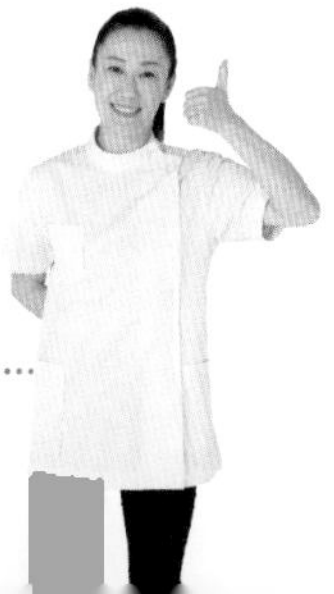

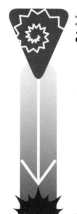

生理痛…1

腰の下部

四頭筋しゃがみ

太ももの前側にある大腿四頭筋を使う体操。大腿四頭筋と腹筋は連動するという特徴があり、腹筋が働くと骨盤の関節を安定させ生理の腰痛を軽減。痛みがあるときに取り入れるとラクになるほか、脚のむくみも緩和できます。

10秒

即効性レベル

低　普通　高

How to

1 立って壁に手をつく

壁の前に立って足を肩幅に開き、両手をつく

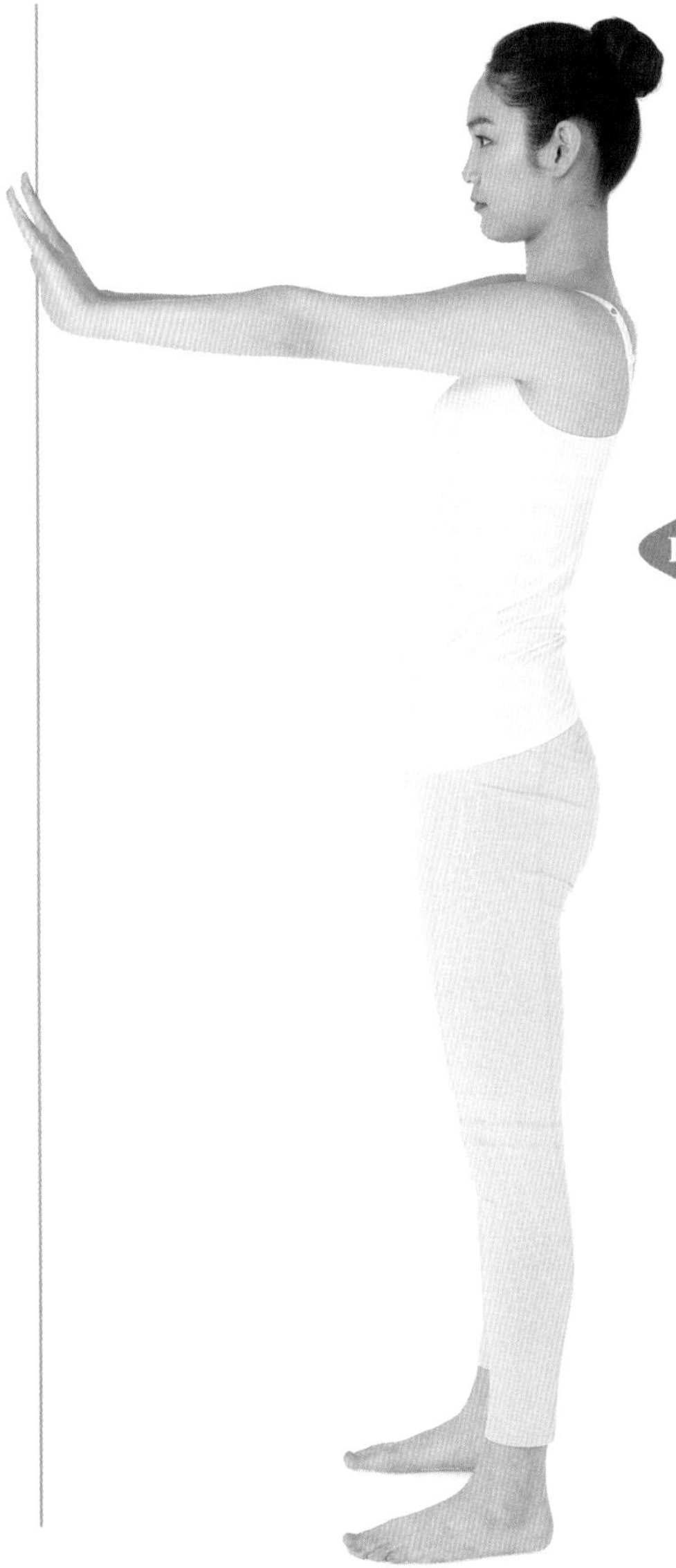

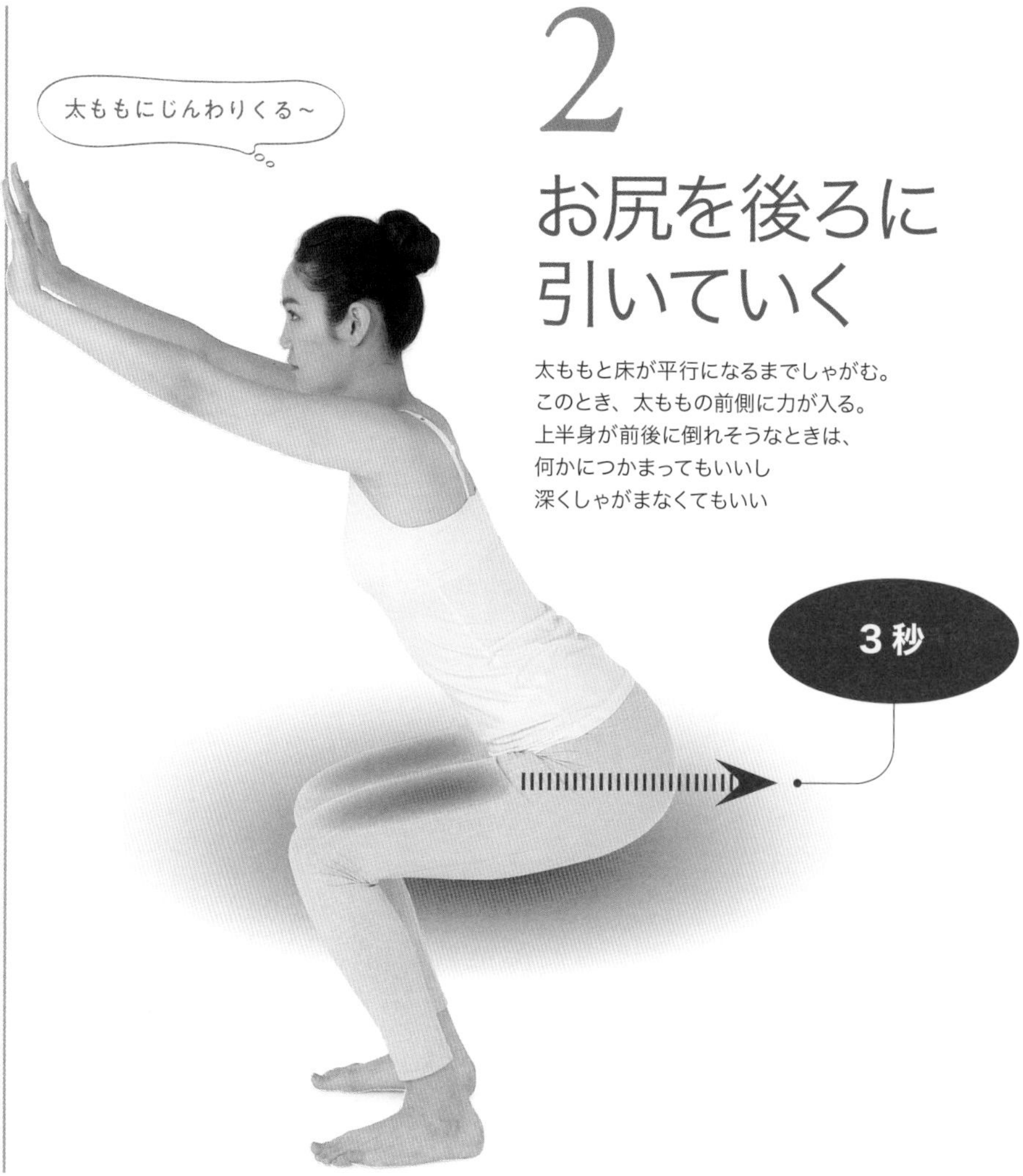

2 お尻を後ろに引いていく

太ももと床が平行になるまでしゃがむ。
このとき、太ももの前側に力が入る。
上半身が前後に倒れそうなときは、
何かにつかまってもいいし
深くしゃがまなくてもいい

3 ひざをしっかりのばす

しゃがむ姿勢を3秒キープしたら、ひざをまっすぐのばして立ち上がる

3～5回 くり返す

生理痛……2

下腹部

お腹がシクシクと痛む
重い感じがする
ずっと眠い

来院者の
44.7%
が悩む！

血行不良や冷えが子宮を収縮させて痛む

生理前や生理期間の前半に感じる下腹部の痛みや張り、鈍痛は、女性ホルモンの影響による子宮の収縮が原因です。滞った経血を排出しようと子宮が強く収縮し、鋭い痛みが。お腹を下したときの強い痛みに似ていて、残念ながら鎮痛剤を飲んでもあまり効き目がありません。姿勢不良や体の冷えで子宮の筋肉が硬くなると、痛みがさらに増してしまいます。

貧血やイライラが生じ、眠気が生じたり、やる気が低下したり、痛みがひどくて寝込んだりして、うつっぽくなり落ち込む人も。痛みで身動きがとれなくなったり、前かがみの姿勢になって骨盤が後ろに倒れたりすると、子宮が折れ曲がって、さらに経血が排出されにくくなるという悪循環に陥ります。

血流をよくして体の冷えなどを緩和するなら、毛細血管と女性の不調のツボが集中する、内くるぶしの5㎝上を刺激しましょう。カイロやレッグウォーマー、足浴などで温めるのもおすすめです。

血流が悪くなる要因に下肢の筋力低下があるので、毎日スマホなどで歩数を計りましょう。1日の歩数が少ない人ならまずは3000歩、理想は8000歩です。歩幅を10㎝広げ、少しでも先に足を着地させる大また歩きで腸腰筋が働きます。そうすると骨盤が前後に倒れないので、痛みを緩和できますよ。

お尻からひざ裏がこわばると

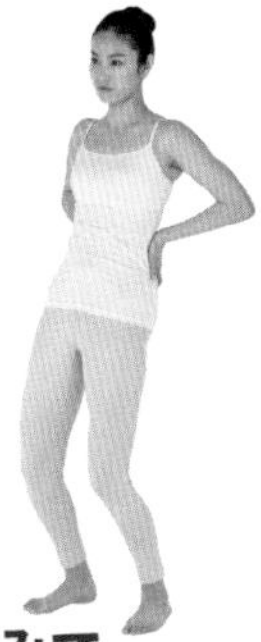

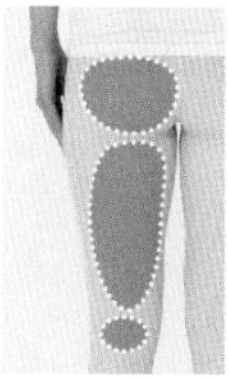

痛みで腰を反らせない

足指つまみ立ち

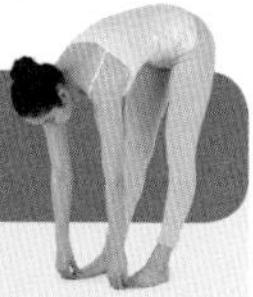

をすると…

悩みに即効

血行がよくなって痛みが軽減される

- 体が温まりほんのり汗ばむ
- 子宮に溜まった経血を排出

続けることで体質改善

さしこむような腹痛から解放されやすくなり、月経のタイミングで行うことで生理中の肌荒れや食欲増進が軽減されます

デトックスのチャンス

生理期間に行う下半身の血流改善は、デトックスと代謝アップのチャンスです。「生理で体重が増えるのは仕方ない」から「生理でも体重が増えない」に切り替えましょう！

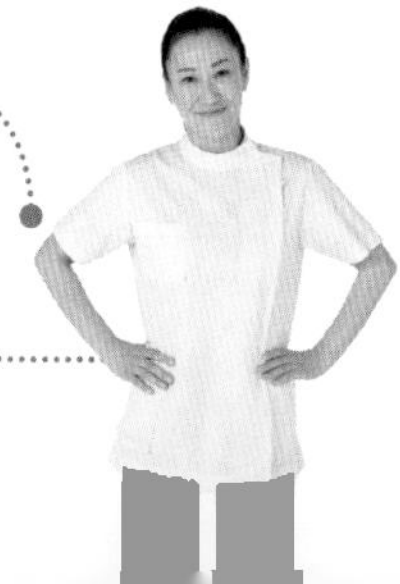

足指つまみ立ち

下腹部

足の指をつまみしゃがみ立ちすると、太ももの前後の筋肉がのび縮みします。下肢の血管のポンプ機能を促進し、血流を改善。さらに骨盤内の筋肉も連動するので、子宮内の環境もよくなり、おだやかな収縮での経血排出ができます。

10秒

即効性レベル

低　普通　高

How to

1 しゃがんで足の指をつまむ

しゃがんだら、両手の親指と人差し指で、それぞれ左右の足の親指をつまむ

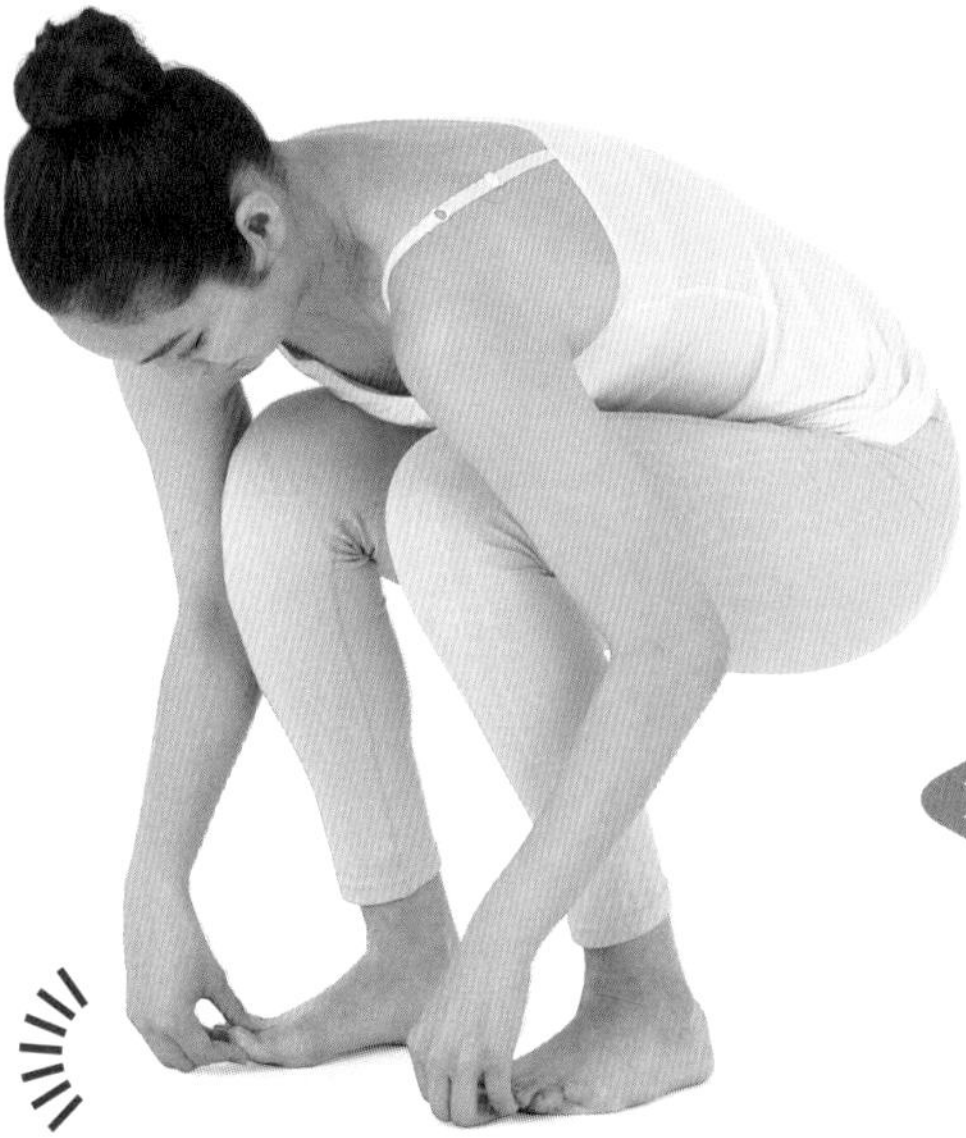

できない人は

足の指をつまめない人は、足首を持ってもかまわない。左右の親指を同時につまめないなら片足ずつ行っても

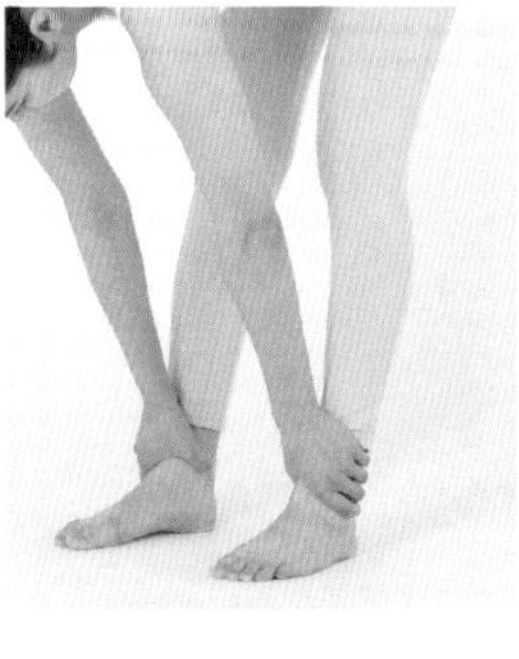

2 ひざをまっすぐのばす

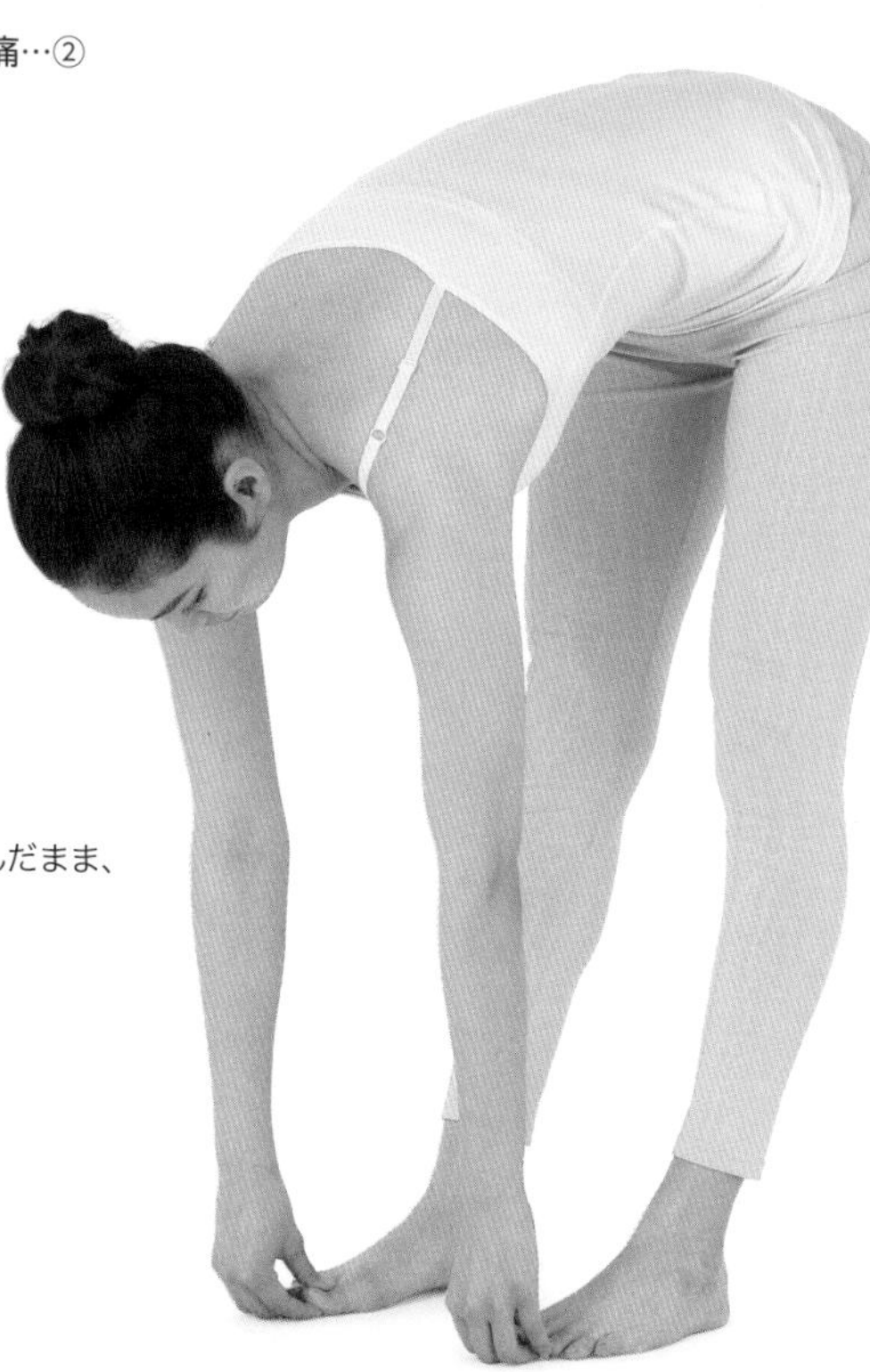

両手で両足の親指をつまんだまま、
ひざをまっすぐにのばす

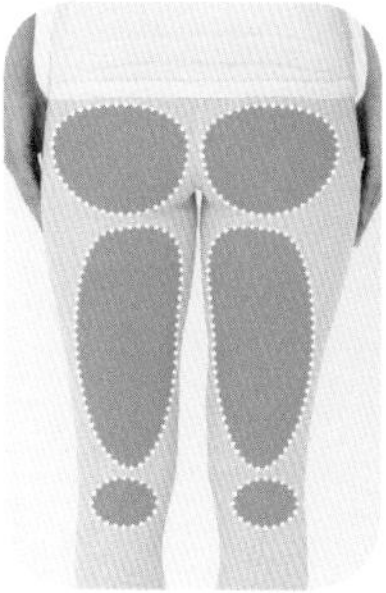

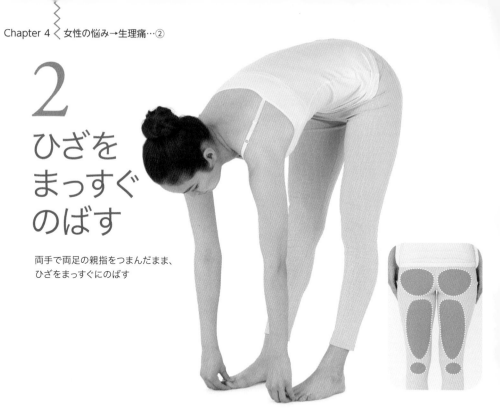

下腹部がラクになる～

3 そのまましゃがむ

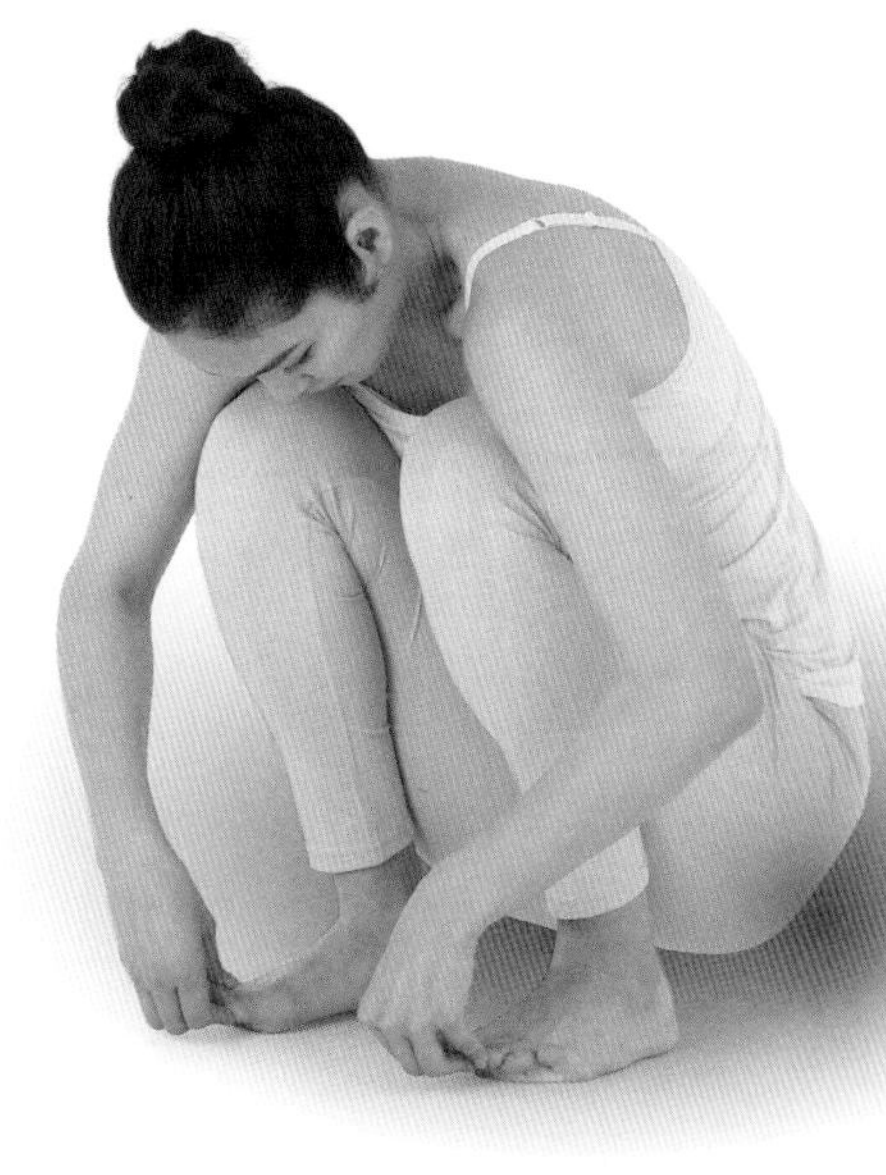

両手で両足の親指をつまんだまま、
深くしゃがみ込む。かかとが
上がってもOK

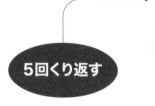

5回くり返す

PMS（月経前症候群）

骨盤内の血流改善で症状をコントロールできる

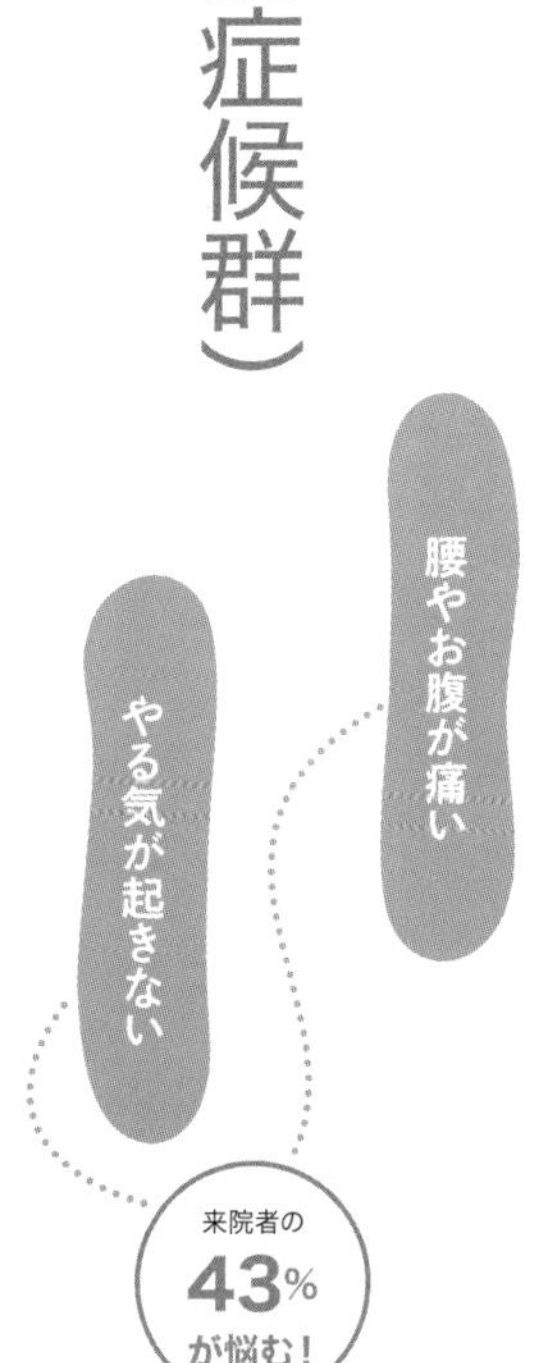
腰やお腹が痛い
やる気が起きない
来院者の
43%
が悩む！

やる気の低下やだるさ、不安、イライラ、眠気、頭痛、腹痛、お腹の張り、腰痛、食欲増進など多様な症状に襲われるＰＭＳ。男性やＰＭＳのない女性には理解されず〝なまけている人〟〝イライラしている人〟と見られがちです。その周囲の目がさらなるストレスを生み、不調で動けない自分を責めてしまう。周囲の無理解によってつらさが何倍にも増幅されるのがＰＭＳです。

原因は、卵胞ホルモンのエストロゲンと黄体ホルモンのプロゲステロンの分泌量の増減が影響していると考えられています。エストロゲンは血液中の脂質の増減に影響し脂肪蓄積作用があるホルモンで、プロゲステロンは体温上昇や基礎代謝亢進作用があるホルモンです。いずれも卵巣から血液を介して分泌されるので、卵巣のある骨盤内の血流改善が大事。骨盤内の血流がよくなれば症状が軽くなるほか、なんとＰＭＳ中でも体重を上手に減らすダイエットも可能です。たとえばエストロゲンの脂肪蓄積作用も、体のコンディションが整っていれば「いまは脂肪を溜め込まなくてもいい」と体が判断するからです。

不調のときは、ただ横になるのではなく、脚や足首をこすり合わせて、血流がよくなるアクションを起こしましょう。座るときも、骨盤が後ろに倒れて血行不良にならないよう両足の裏を床にしっかりつけてください。

恥骨筋、腹直筋がこわばると

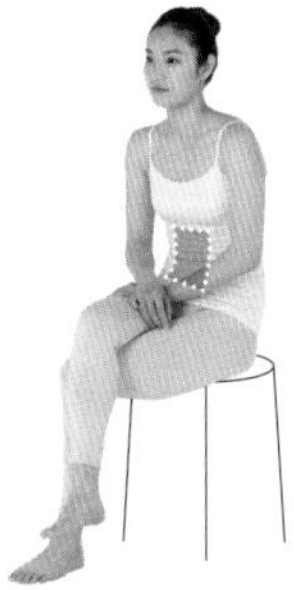

脚を組んでいたほうが心地いい

骨盤ポンプ体操

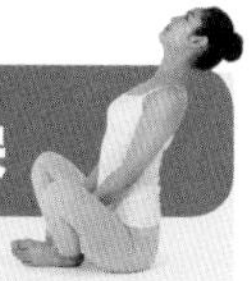

をすると…

悩みに即効

- お腹の張り感が緩和
- 腰が軽くなる

続けることで 体質改善

1週間で翌日の寝起きがラクに感じる。2か月でお尻から太ももがスッキリしてくる

落ち込みも回避できる

気分の落ち込みや、自信喪失感が伴いやすいPMS。骨盤の環境が整うことで落ち込みを回避し「あの症状が出るかもしれない…」とあきらめないようになれるきっかけに

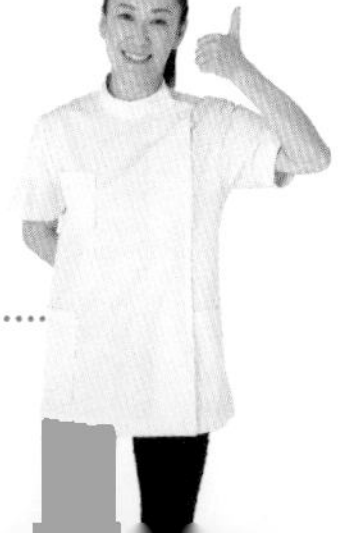

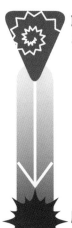

PMS（月経前症候群）

骨盤ポンプ体操

How to

骨盤を倒したり起こしたりすることで骨盤内の腸骨筋、お腹の腹直筋の力で骨盤を正しい位置に維持できるように。お尻の中臀筋と太ももの内転筋、大腿筋膜張筋をのばすと脚の筋肉を使えるようになり下半身の血流が改善します。

30秒

即効性レベル

低　普通　高

1 足の裏どうしをつける

床に座り、足の裏どうしをつける。
この姿勢がキツい場合は、あぐらでも

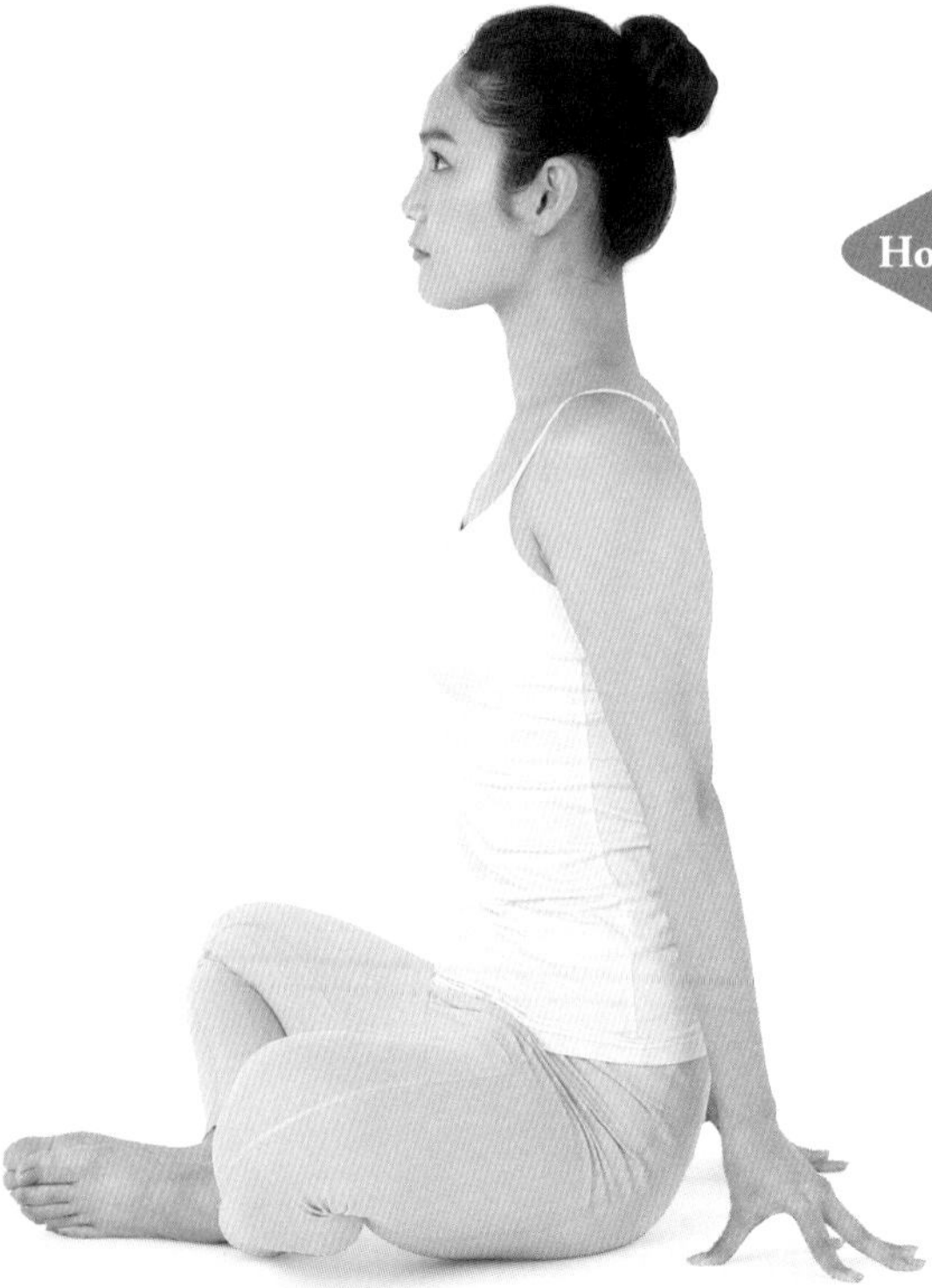

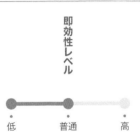

2 上半身を前に倒す

両手でつま先を持ち、
額を足につけるイメージで
上半身を前にゆっくり倒す

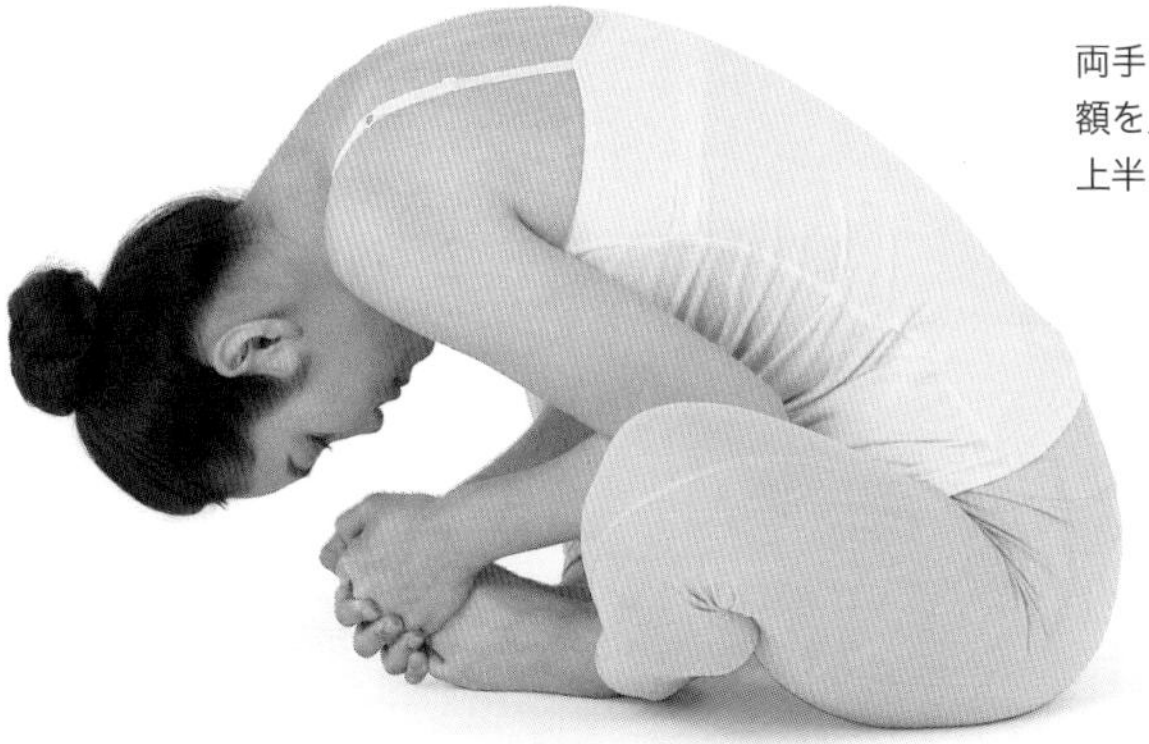

3 上半身を反らす

できるだけ前に倒したら、足首を持ち
上半身をゆっくり起こして反らせる。
前後の動きをくり返すうちに太ももが
のびている感覚があれば◎

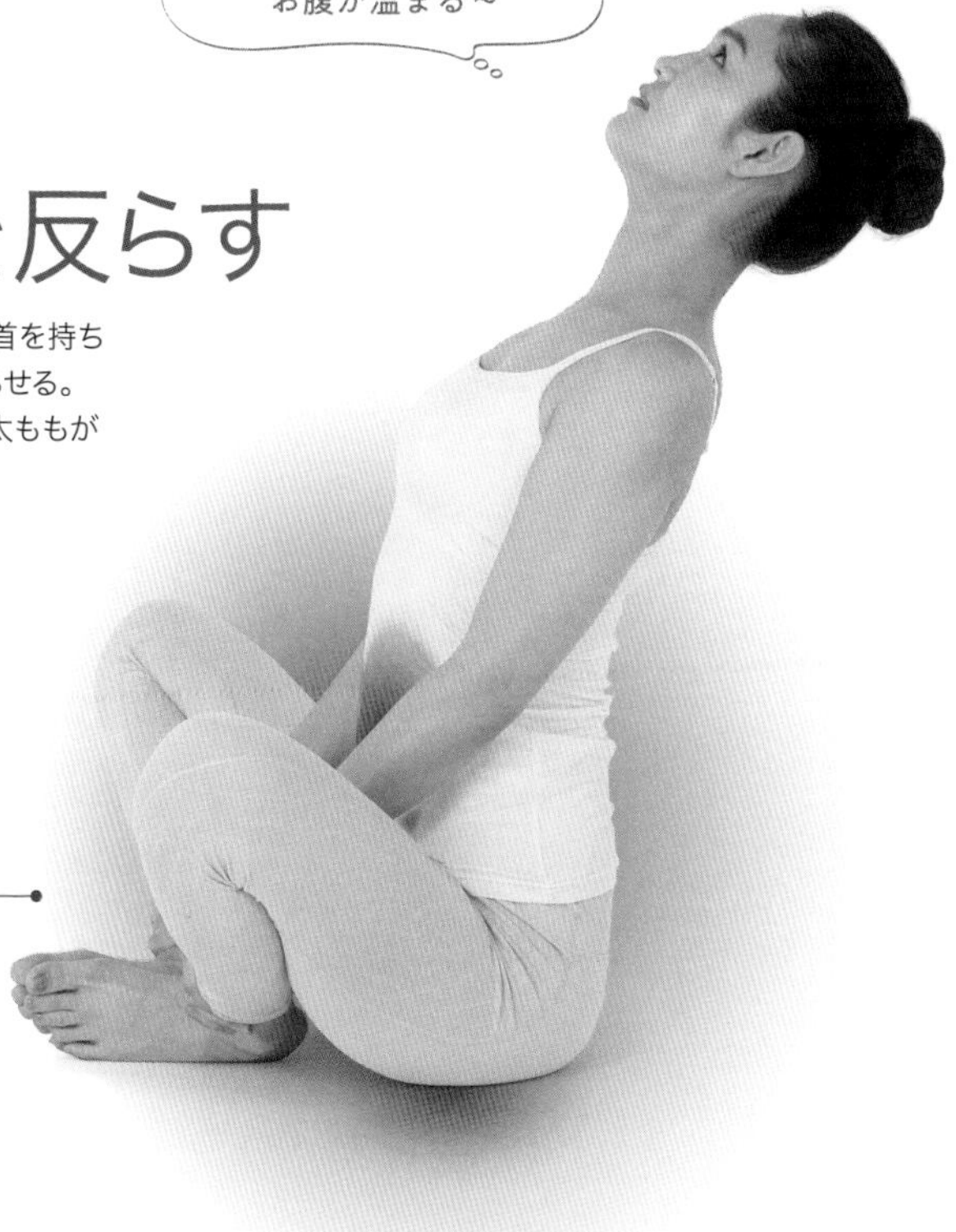

ほてり

熱っぽさの正体は胸鎖乳突筋の締めつけ？

熱っぽい感じが続く

ぼーっとしている

来院者の
25.2%
が悩む！

頭に血が上り、のぼせるような感覚や緊張が高まったときのような感覚があるという人、発熱を疑うくらいの熱さを感じて顔が赤くなり顔の大汗や化粧崩れに悩む人も多い、ほてり。30代後半から症状が出やすくなり、緊張しやすい人に多く見られます。意外に思われる人もいらっしゃるかもしれませんが、女性特有のものではありません。患者さんからは、ネックレスやタートルネック、マフラーなど、首を締めつけるものが苦手という話をよく耳にします。

ほてりにお悩みの人は、心身を活発に働かせる自律神経の交感神経が優位なので、リラックスするのが難しい傾向が。イライラやストレスを抱えがちで、疲れがなかなかとれません。また、真面目でルールを守り「○○しなければならない」と自分を厳しく律している人も多い印象です。

ほてりに悩む人の多くは、首の前面にある胸鎖《きょうさ》乳突筋《にゅうとつきん》がこわばっています。

本来、頭は首の後ろの筋肉で支えられていますが、緊張から肩をすくめて鎖骨も上がりぎみになると、首の後ろが過剰にこりがちに。すると首の前の胸鎖乳突筋で支えるようになるのです。ここがこり固まると自分の首を絞めているような状態に。胸鎖乳突筋のこわばりをほぐせば、首や鎖骨上の締めつけもなくなり頭に上っていた血が下りて、ほてりを解消できます。

胸鎖乳突筋がこわばると

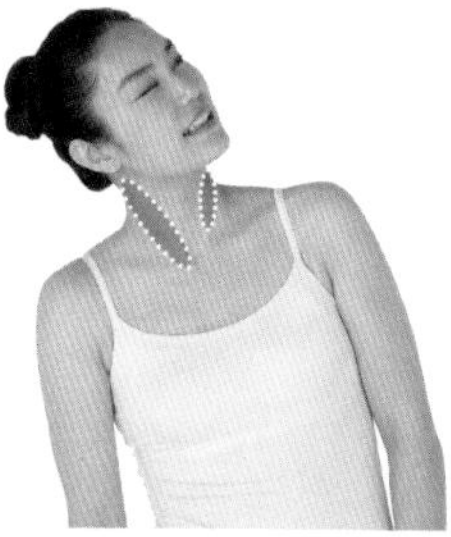

首を左右に回すと詰まりを感じる

胸鎖乳突筋のばし

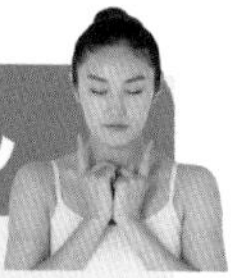

をすると…

悩みに即効

ほてりが落ちつく

- 頭に上った血が下りる
- 顔の汗が抑えられる

続けることで体質改善

1週間で頭が軽く感じられる。3か月であごの疲れや食いしばりが緩和される。タートルネックが苦にならなくなる

首こり解消にも効く

耳の下あたりの首こり解消にも効果的です。首がしんどくてもむようなクセがあるなら胸鎖乳突筋の過緊張なので、ほぐれると首がスッキリし、のどのラインもきれいに

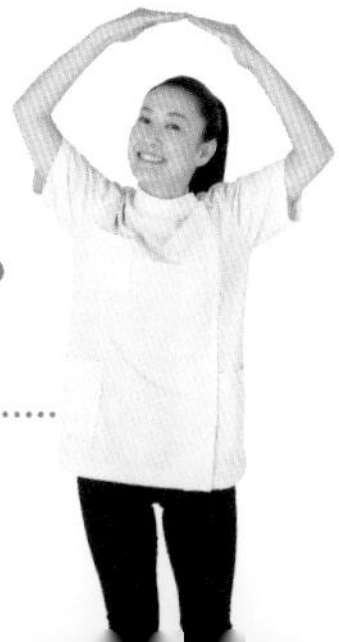

ほてり

胸鎖乳突筋のばし

こわばった胸鎖乳突筋をゆるめるストレッチ。のどぼとけの外側、胸鎖乳突筋の前縁にある「人迎《じんげい》」というツボを押さえると、胸鎖乳突筋のこわばりや緊張が解けます。首がラクになり、頭に上った血が下りてほてりにくい状態に。

30秒

即効性レベル

低　普通　高

How to

1
指で首すじを押す

あごをしっかり引くと浮き上がってくる筋肉が胸鎖乳突筋。
のどぼとけの横にある胸鎖乳突筋を痛気持ちいい程度の強さで押す

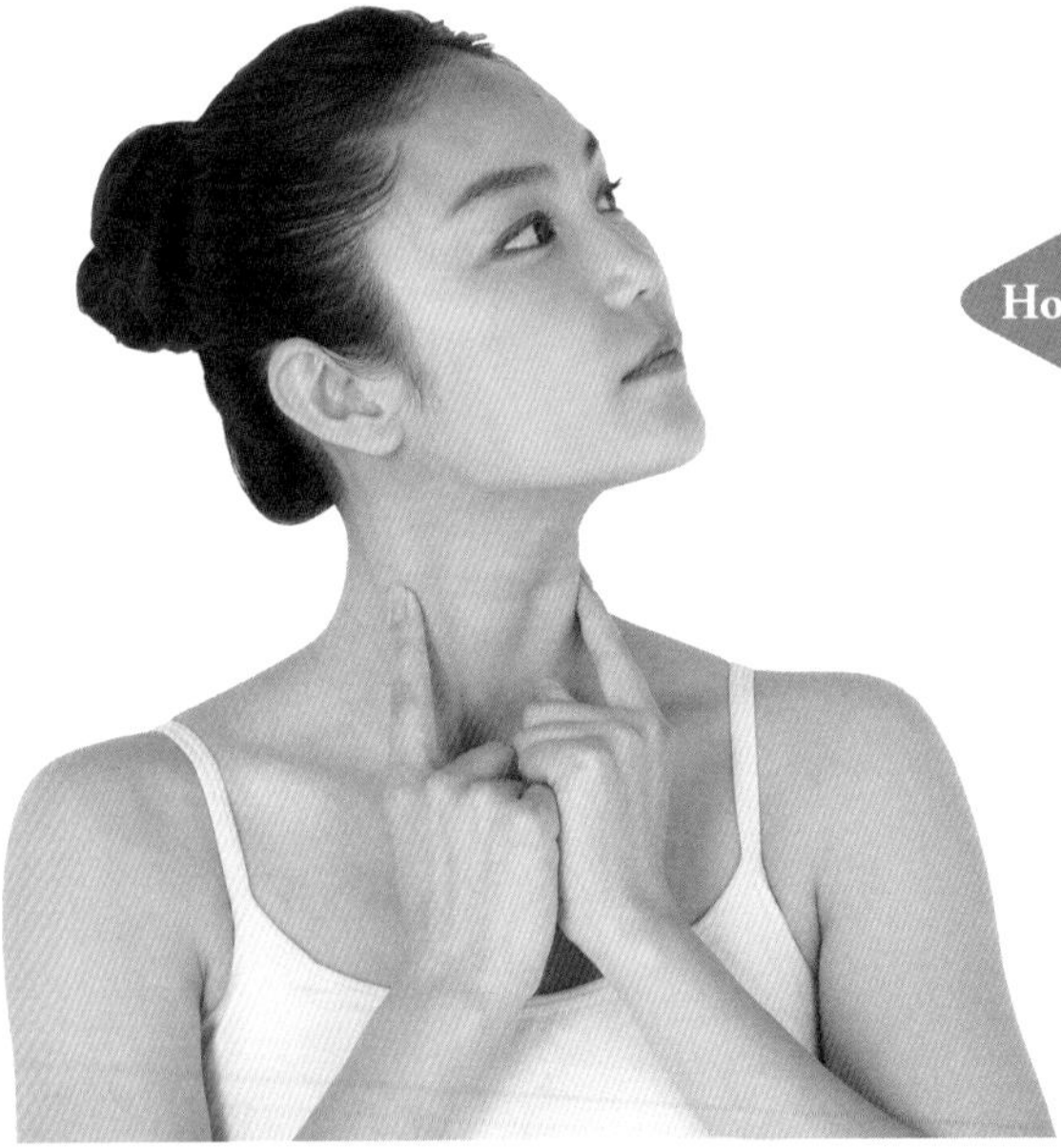

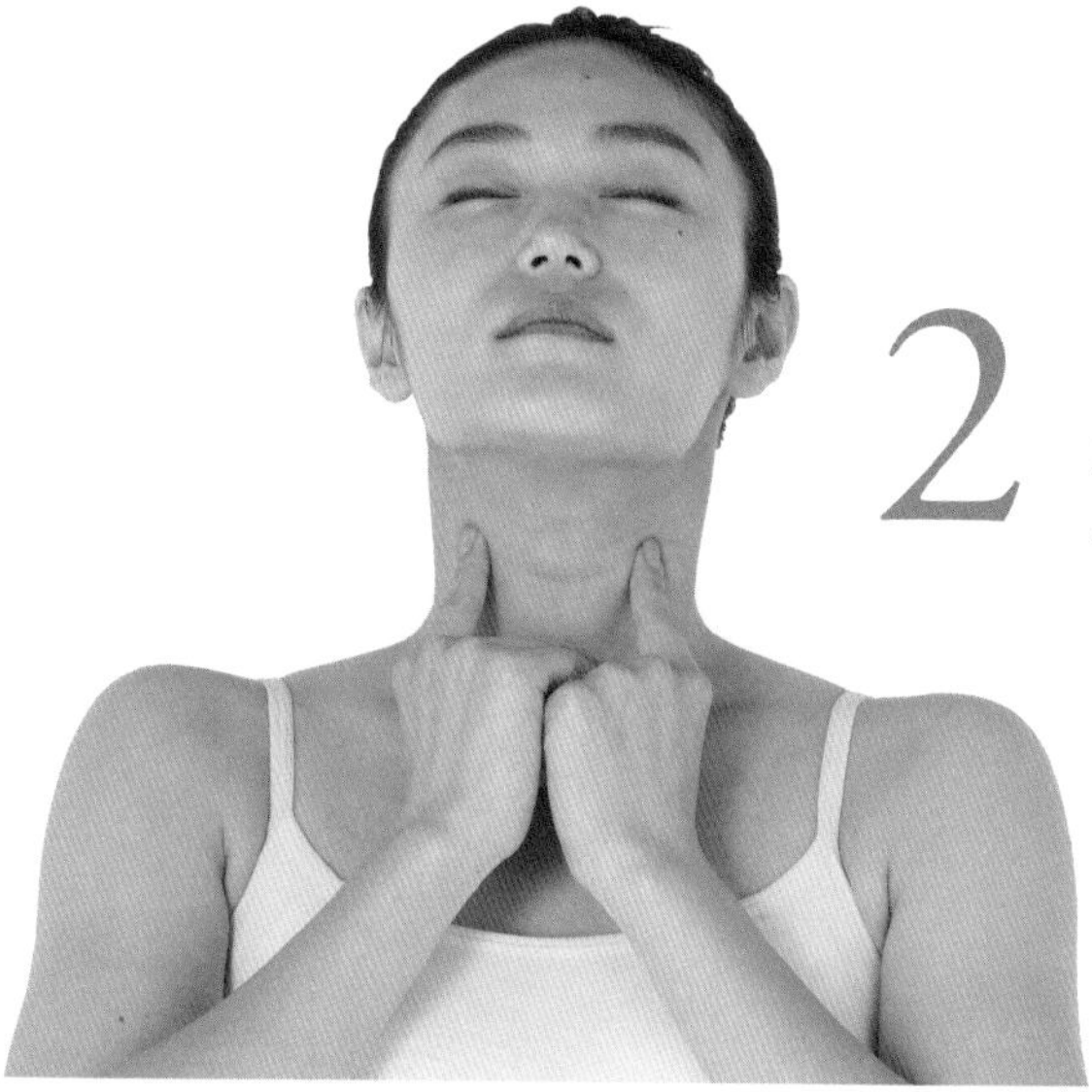

2 ゆっくり深呼吸する

指で首を押さえたまま、
3秒かけて息を吸い、
3秒かけて息を吐く

血が下りた感じがする～

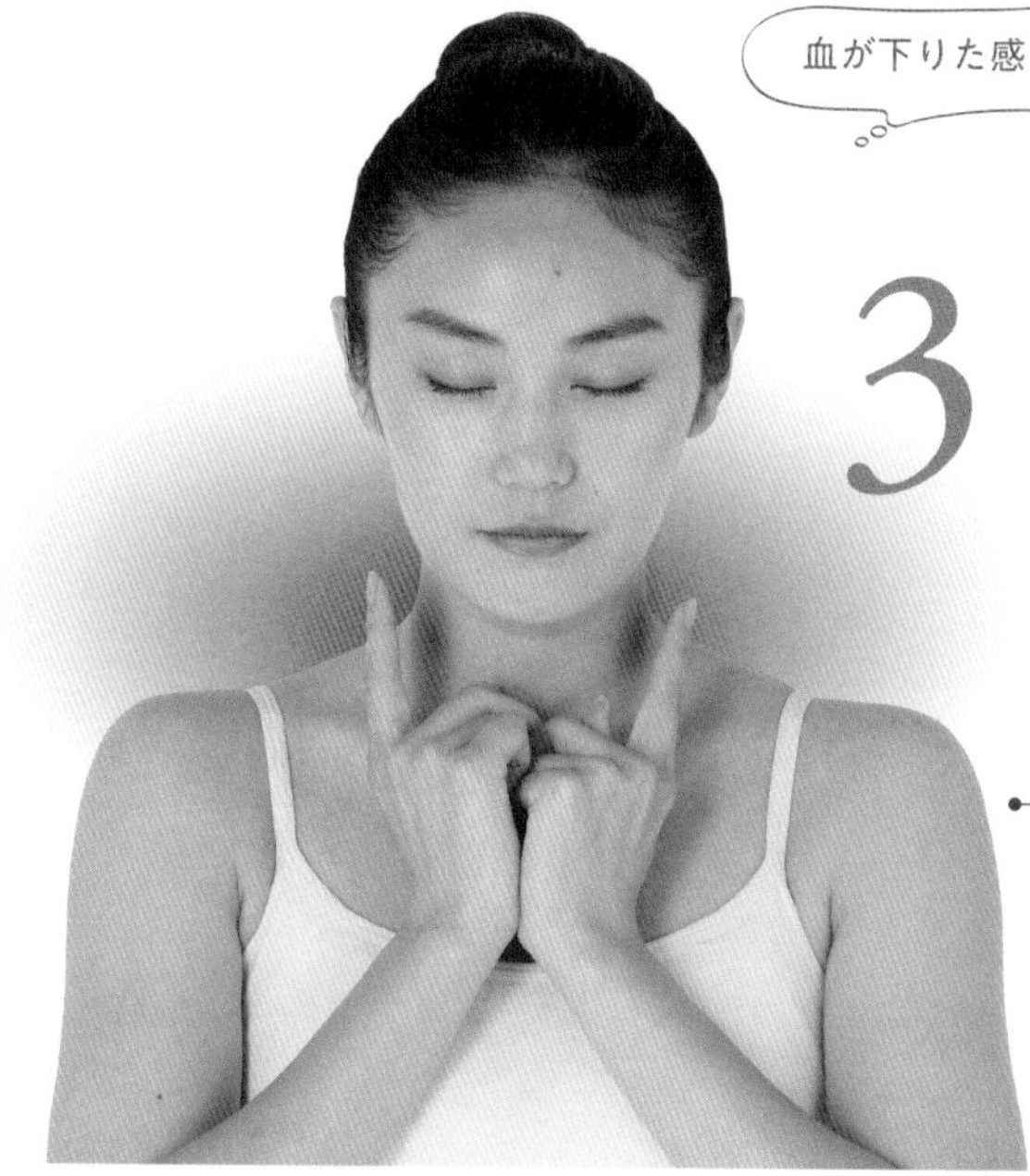

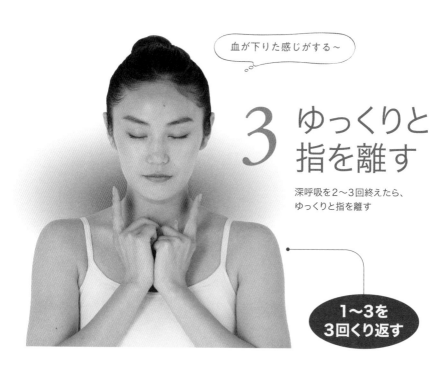

3 ゆっくりと指を離す

深呼吸を2～3回終えたら、
ゆっくりと指を離す

1～3を3回くり返す

尿もれ

出産や筋肉量の低下により引き起こされる

くしゃみや小走り、立ち上がった瞬間などに、尿意に関係なく尿がもれる。これは、出産時に子どもが産道を通る際に骨盤底筋群《こつばんていきんぐん》がのびてゆるみ、筋力が低下したままになっている女性に多い症状です。もともと運動が苦手で筋肉量が少ない人は内ももの筋肉が使えていない傾向があり、座ると脚が自然に開いてしまうことも。下腹部の腸腰筋も弱いため、減量はできても下腹のみがポッコリと出たりします。もし食事制限でやせたという人がいらっしゃったら、筋肉量が減ることで体重が減った可能性が大なので、気をつけましょう。

骨盤底筋群が弱いということは、骨盤内のインナーマッスルが弱いのと同じ。

ポッコリ下腹が気になる

トイレが不安

来院者の
25.3%
が悩む！

産後、70代以上は10人に1人

支えられなくなった子宮が下がることで血流が悪くなり、ＰＭＳや生理痛に悩まされたり、更年期をすぎると子宮脱になったりする人もいます。普段から骨盤底筋群を動かしておくといいでしょう。

たとえば信号待ちなどの空き時間は、ひざどうしをつけて脚を閉じて立つのも効果的です。脚を閉じたまま立ち上がる、ひざをつけてからイスに座るなどの動作により、内ももの内転筋を努めて使うようにしましょう。そうすると内転筋と連携して動く骨盤底筋群も使えるようになります。

骨盤底筋群がゆるむと

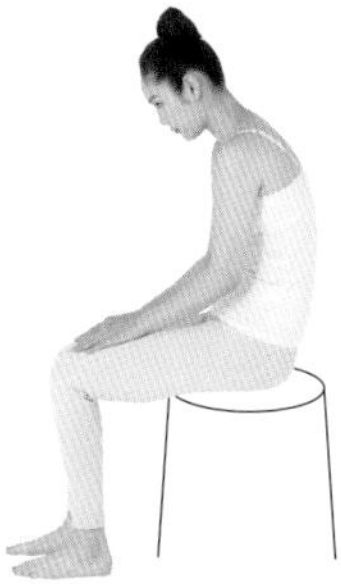

つい背もたれにもたれかかりたくなる

締め力アップ

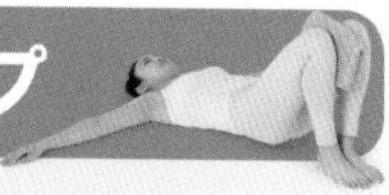

をすると…

悩みに即効

●内ももに張りを感じる

続けることで

体質改善

1週間で寝た姿勢での腰痛が緩和される。2か月毎日コツコツ続けると尿もれ頻度が下がり、腹圧がかかっても耐えられるように。太ももとお腹も引き締まってくる

動いても安心の体に

難しいポージングをしなくても、内ももを意識するだけで骨盤底筋群は鍛えられます。小走りやくしゃみ、ジャンプをしても安心な生活を取り戻してください

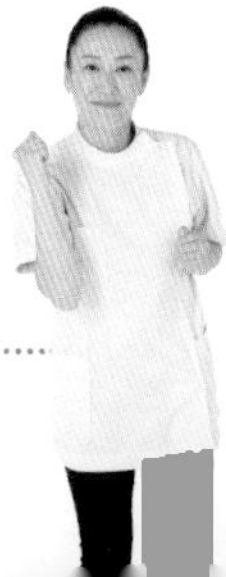

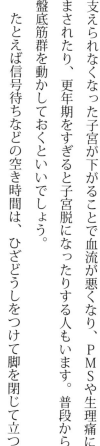

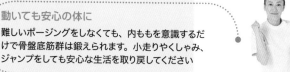

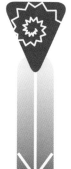

尿もれ

締め力アップ

脚をギュッと締めてお腹に力を入れることで、骨盤底筋群を働きやすくします。内ももの内転筋と、お腹の腹横筋・骨盤底筋群を連動して使えるようになり腹圧が高まっても尿もれしなくなります。お腹やせや太ももやせの効果も。

1分

即効性レベル

低・普通・高

How to

1 腕を左右に開き仰向けになる

仰向けに寝転んで、肩は脱力し
腕は肩の高さで左右に広げる

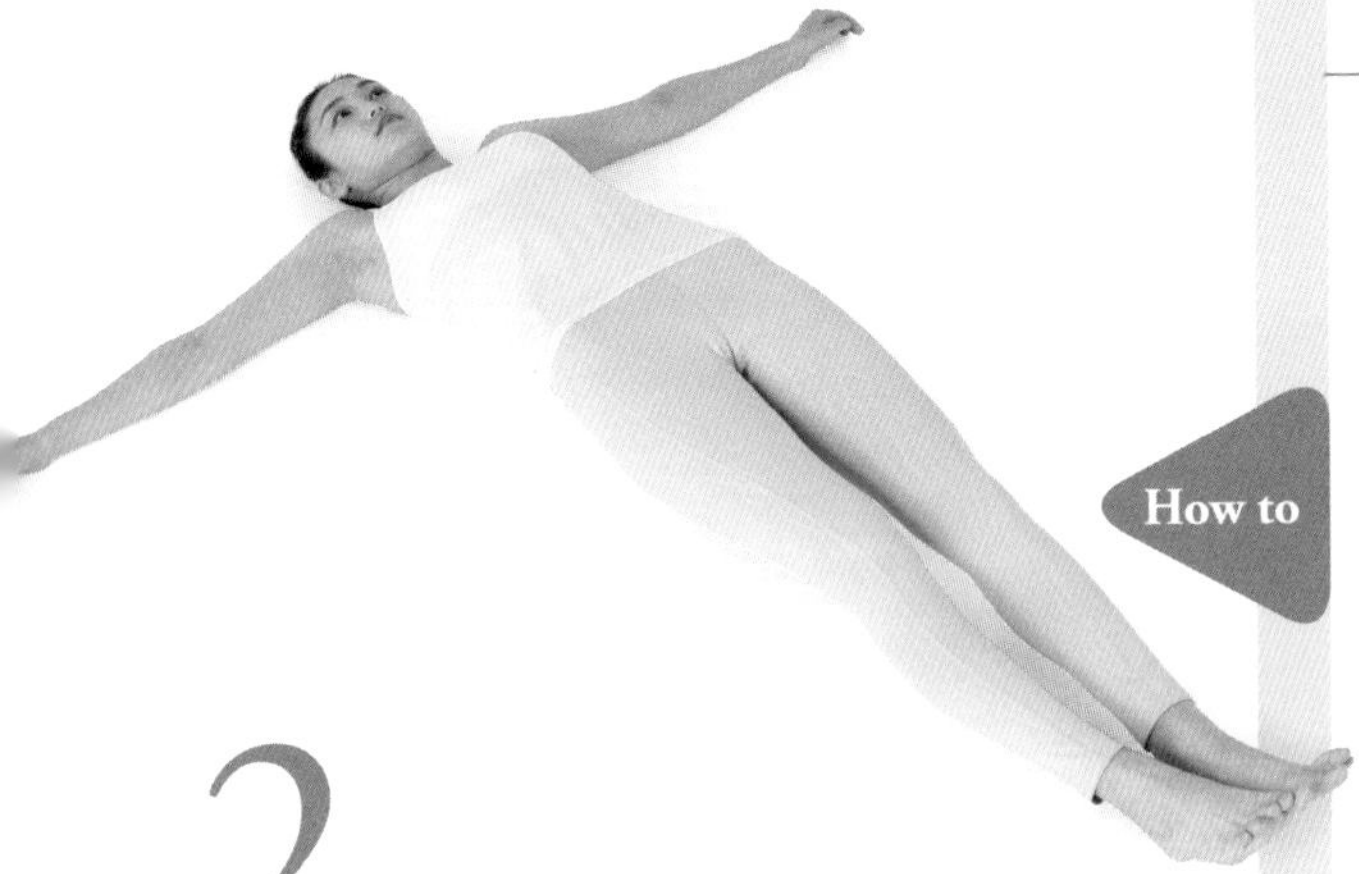

2 ひざを立てる

ひざの下にかかとがくるよう両ひざを立てる。
ひざでタオルをはさむ

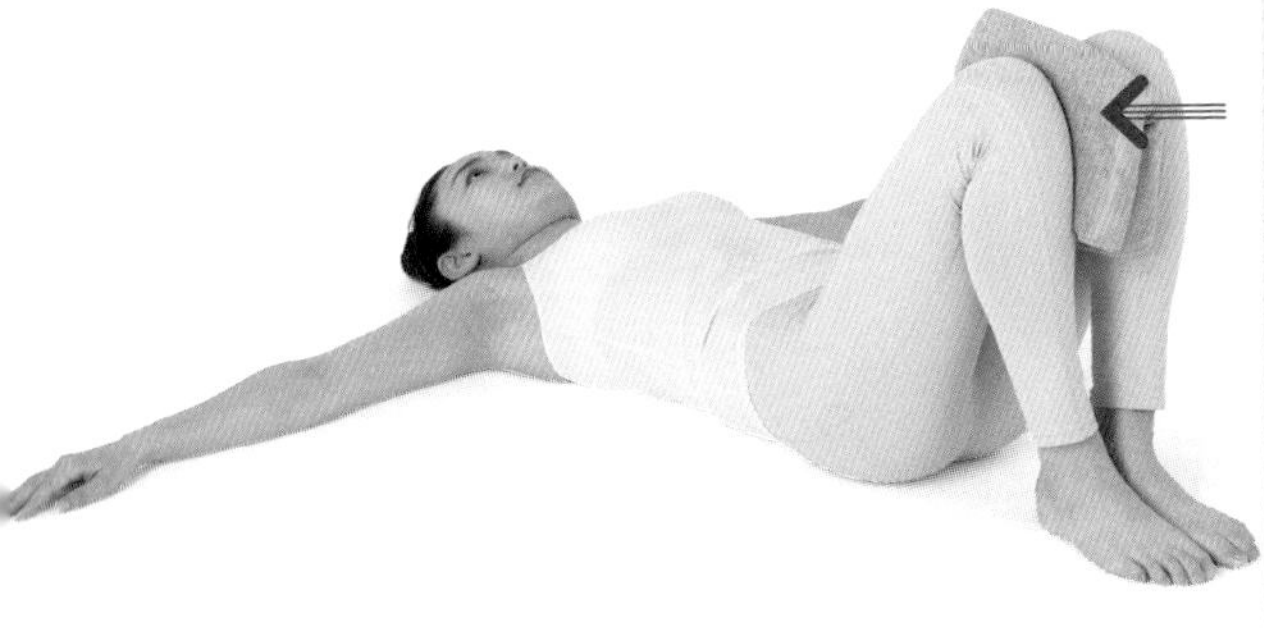

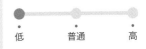

3 お尻を持ち上げる

自然に呼吸をしながら、お尻を拳１つ分だけ持ち上げる

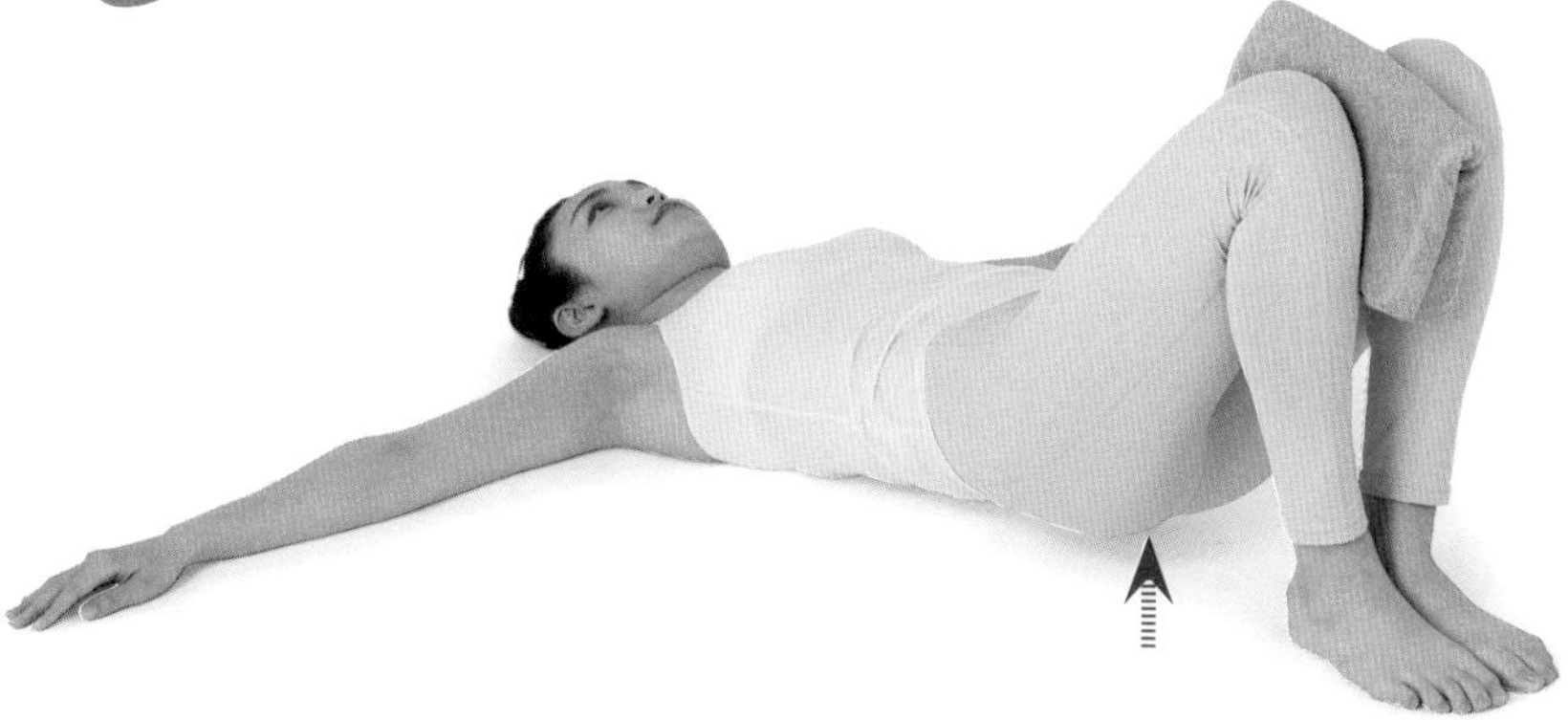

4 お腹に力を入れ ひざを押し合う

お腹に力を入れ、
はさんだタオルをつぶすように
左右のひざを押し合って1分。
内ももを締めるので、内ももの付け根に
力が入っている感覚がある

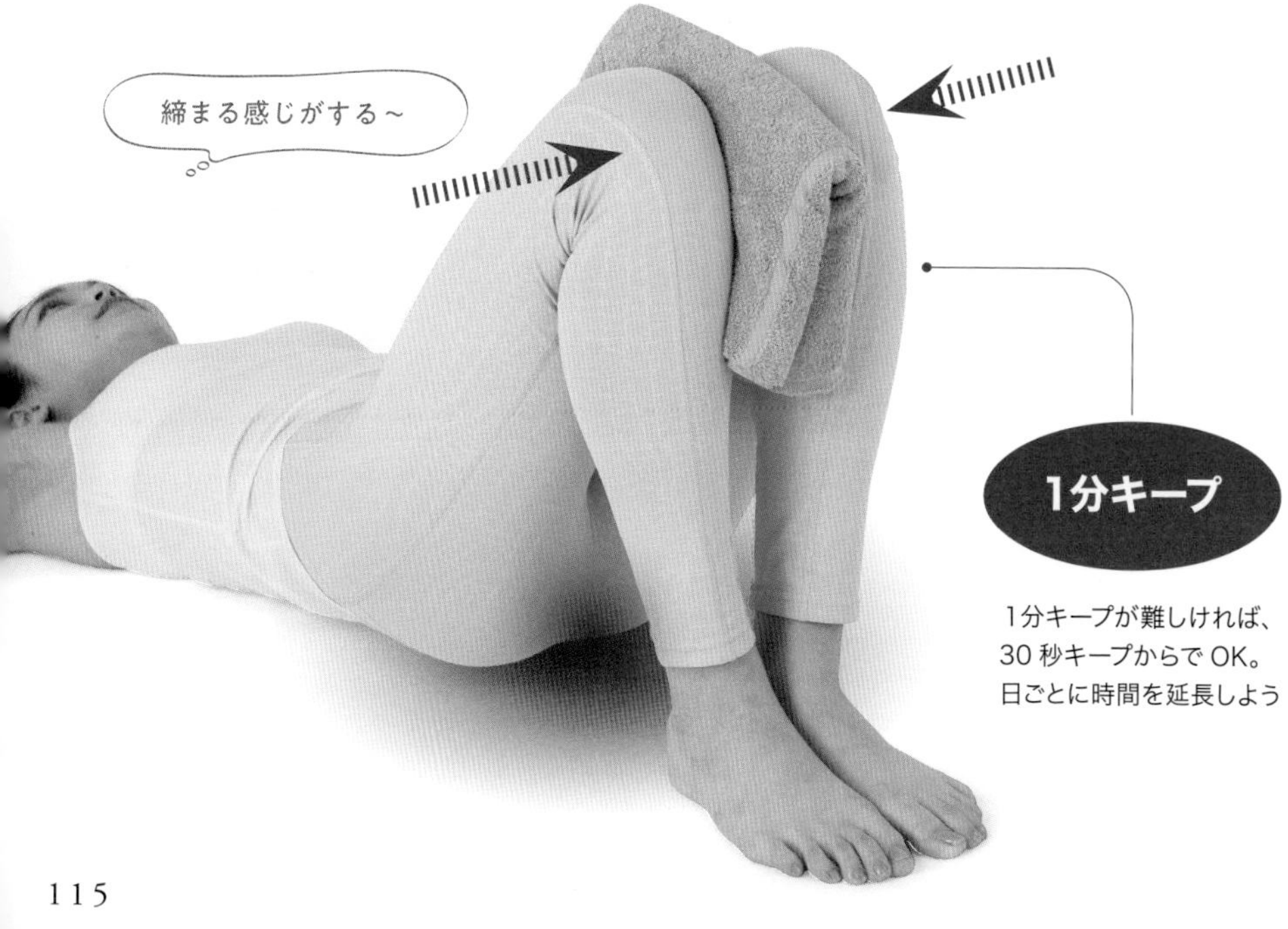

1分キープが難しければ、
30 秒キープからで OK。
日ごとに時間を延長しよう

Chapter 5

誰にも
相談できない
手足の痛み

外反母趾

歩き方や足の甲の動きにくさが発端に

足の親指が内側に入り、親指の付け根の関節が外側に突き出してしまう外反《がいはん》母趾《ぼし》。歩いたときや幅の狭い靴を履いたときに、足の親指に痛みを感じます。外反母趾の人は足の裏にタコができやすく、定期的に削る人も。足の変形は徐々に進んでいるので、さらに変形させないことと痛みをやわらげることが大切です。地面や床に足指がつかない浮き指の人に、よく見られます。

外反母趾になる原因の一つが、足の裏全体をベタベタつけて歩く習慣です。通常は、足の裏をローリングさせて最後は指先で蹴る動作をしますが、それがなくなってしまう。本来は足指の付け根にあるはずの横アーチが落ちるのです。

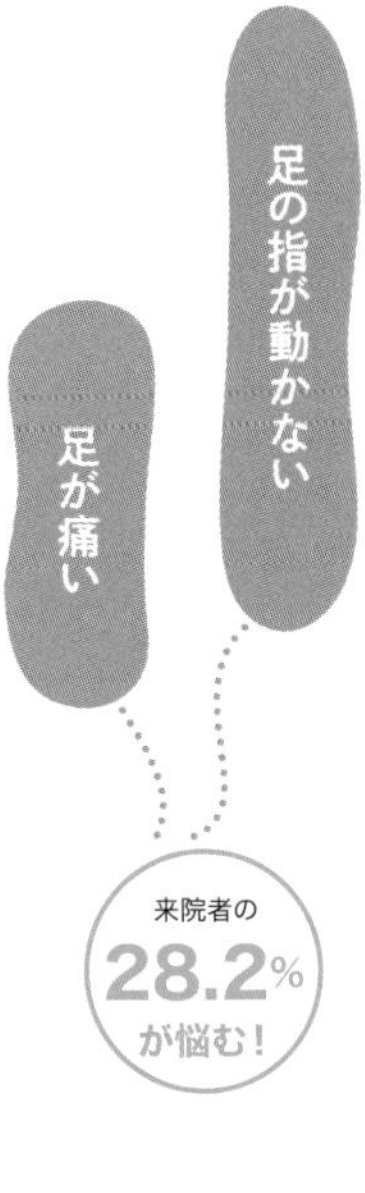
足の指が動かない
足が痛い
来院者の
28.2%
が悩む！

そうすると足指の付け根の関節が曲がらなくなり、本来親指を曲げるはずの筋肉が親指を内側に動かす働きをして、親指が内側に入っていきます。

まず、硬くなった足の骨間筋をほぐしましょう。足の甲の動きをよくして足幅を細くすると物理的な接触が減って痛みがやわらぎ、歩きやすくなります。

外反母趾の人は、イスに座っているときに、床に足の5本指の付け根の関節を10秒押しつけて指を曲げる練習をするのもおすすめです。足指を曲げられるようになると、横アーチがつくりやすくなります。立っているときは、足の親指の指先に体重を乗せて、浮き指にならない練習をするといいでしょう。

足の骨間筋がこわばると

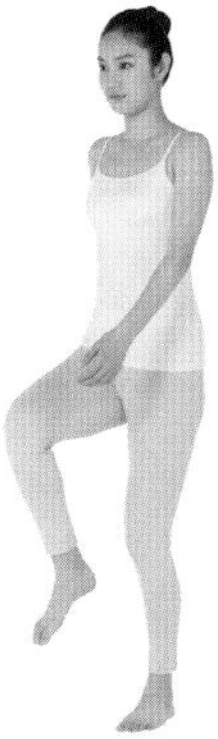

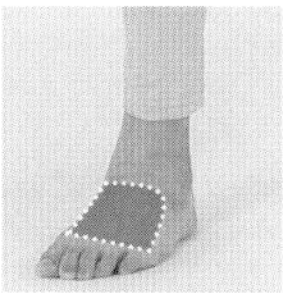

はだしで足踏みすると足の裏がペタペタ着地する

かまぼこ体操

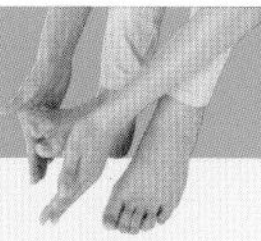

をすると…

痛みに即効

- 歩行時に地面が蹴りやすくなる
- 歩くのが速くなる

続けることで体質改善

1週間で足の指が曲がりやすくなる。2か月で外反母趾の歩行時の痛みがやわらぐ

まずは痛みを軽減

痛みが強いときは変形が進行しているケースが多く、足の変形を食い止めるには毎日入浴時にかまぼこ体操を続けることが大切です。足の甲から動かすことで、足の甲のラインもきれいに

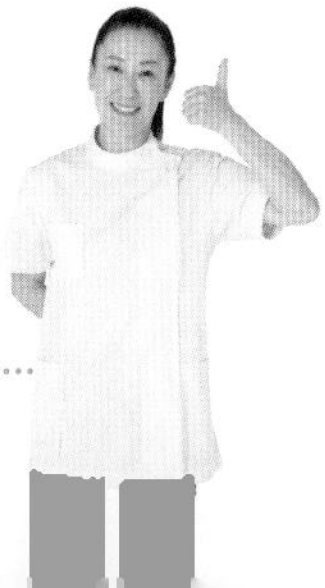

外反母趾

かまぼこ体操

1分

足の甲の骨を連結している骨間筋をほぐして中足骨のあいだにすき間をつくり、足の甲を動きやすくします。入浴時やお風呂上がりにもおすすめです。外反母趾の痛みや変形の進行を抑えます。

即効性レベル

低　普通　高

How to

1 中足骨のあいだをこする

床に座り、指の先で
足の甲の親指と人差し指の中足骨のあいだを５回こする

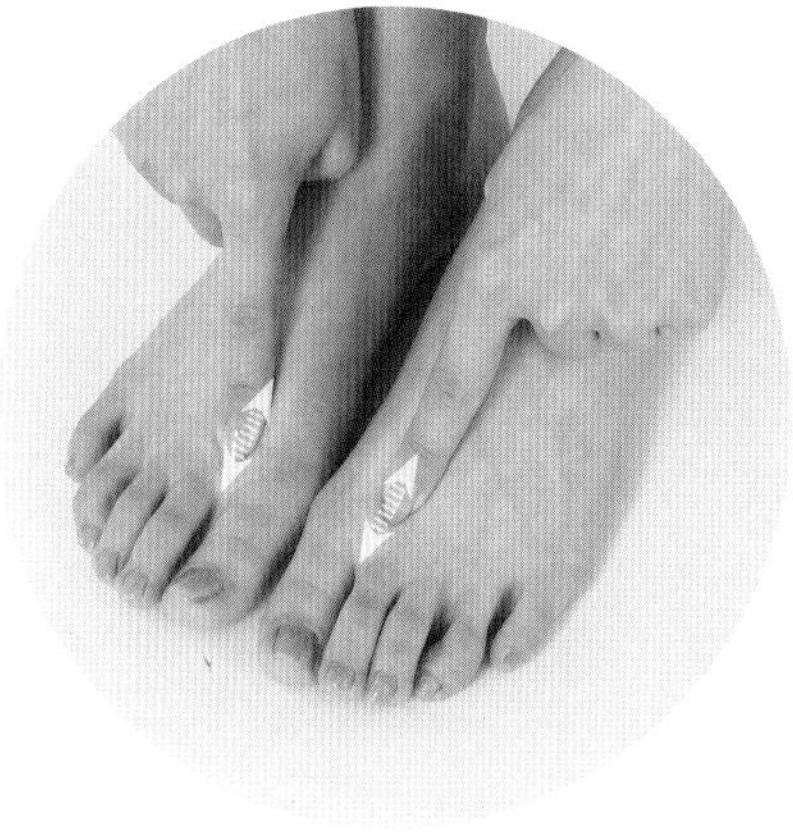

2 足首側をこする

次に同じ骨のあいだの足首により近い位置を５回こする

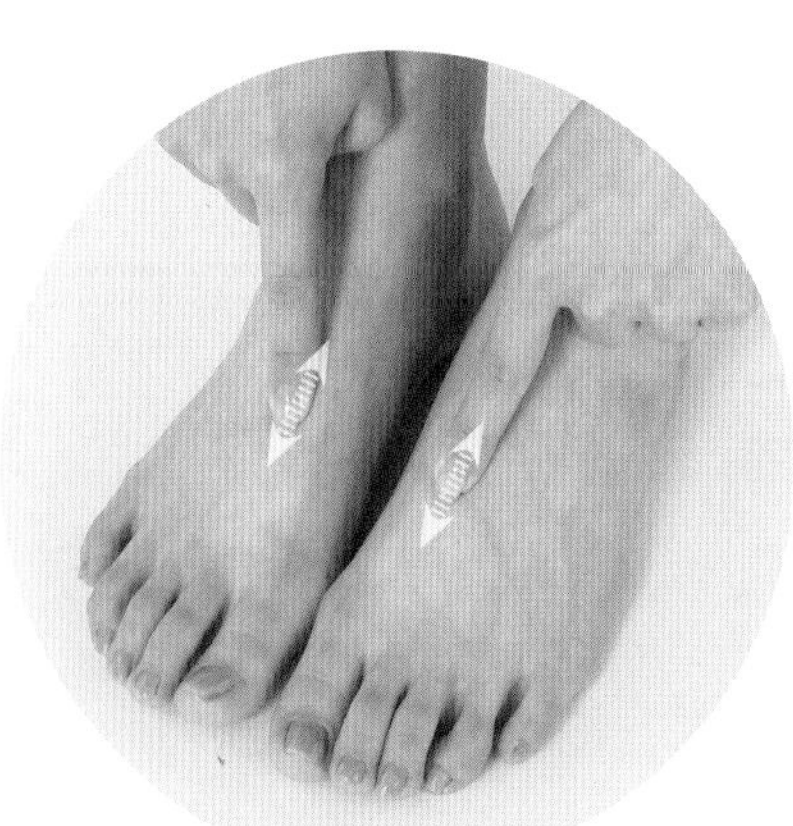

3 となりの骨のあいだをこする

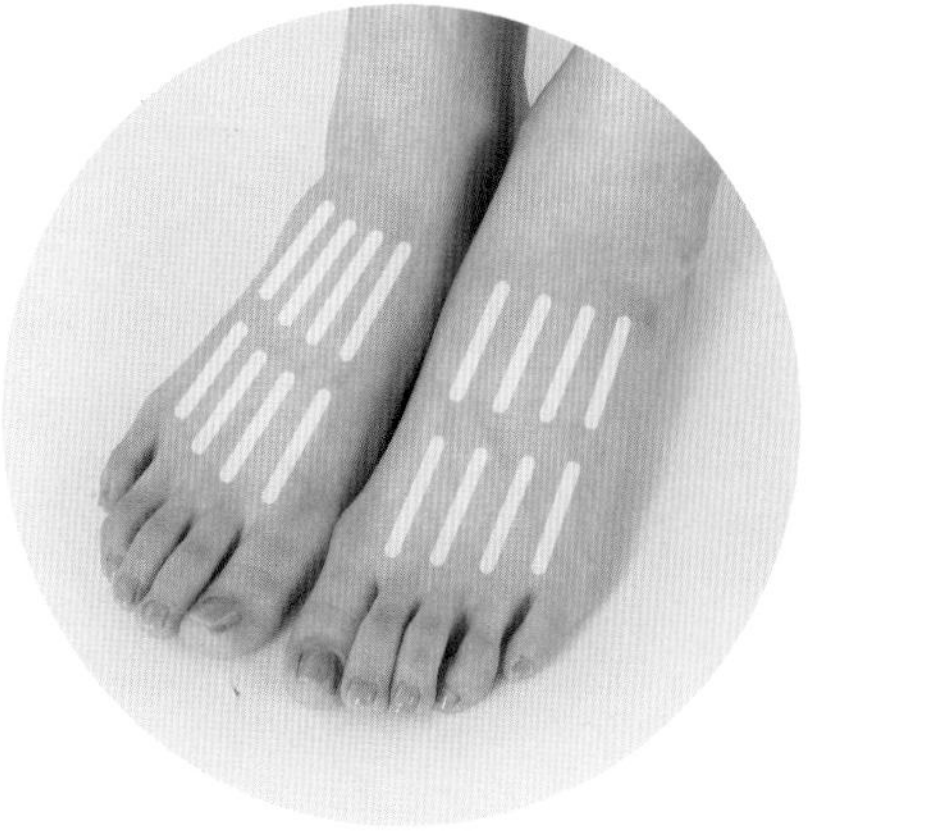

足の甲の人差し指と中指の中足骨のあいだ、
中指と薬指の中足骨のあいだ、
薬指と小指の中足骨のあいだも同様に、
指の付け根側と足首に近い側を
それぞれ5回ずつこする

4 足の甲をかまぼこ形に丸める

両手のひらで足の内側と外側の側面をはさんで、上下に5回転がす

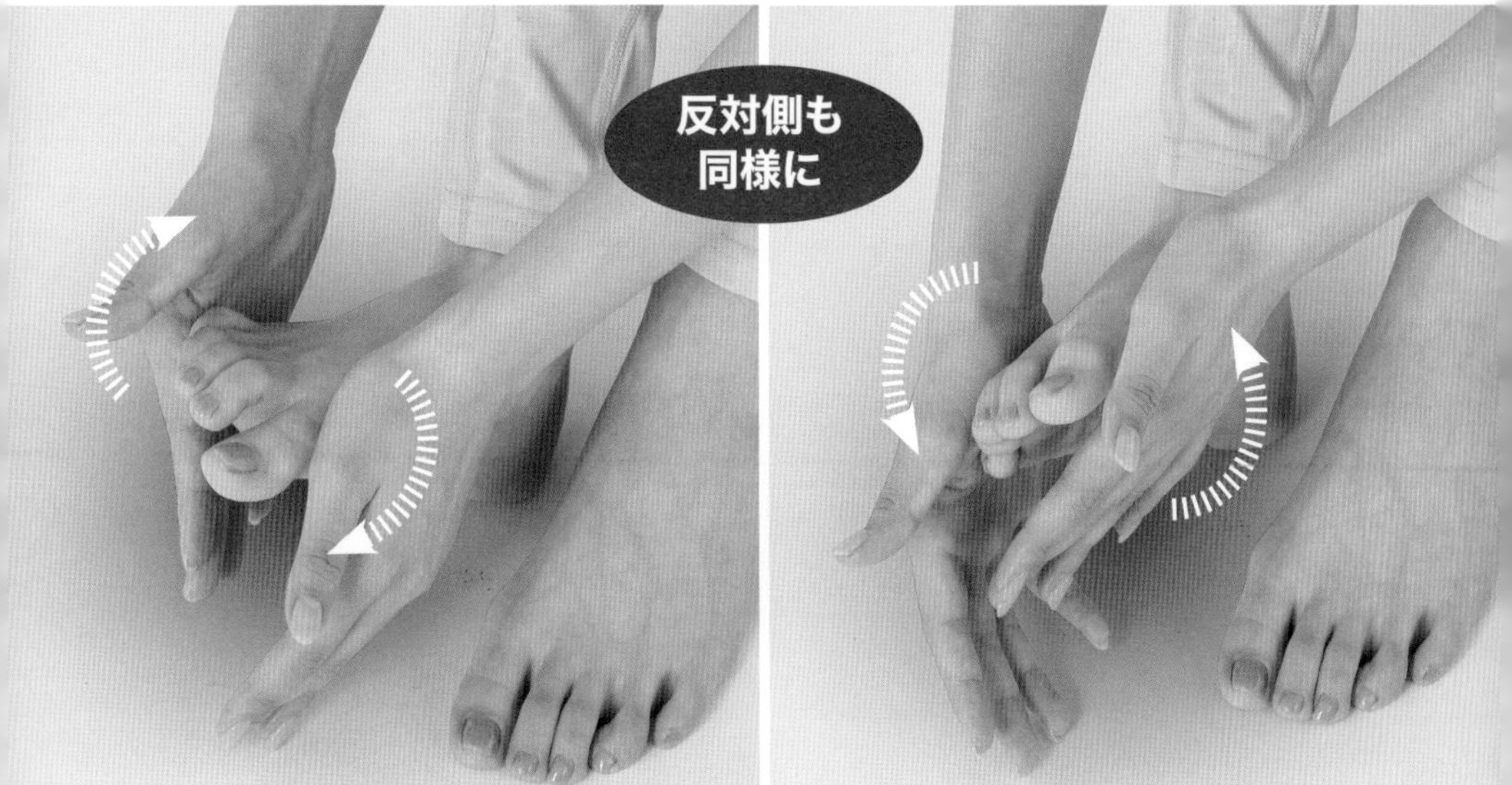

足がほぐれる～

手指の痛み

ペットボトルのふたを開けにくい

ものが握りにくい

来院者の
10~33%
が悩む！

産後は3人に1人、
50代以降は10人に1人

手指をのばす動きはしなくなるとできなくなる

手指を動かしたときに関節がズキッと痛んだり、手指に張りやこりがあらわれたりしてペットボトルのふたやお菓子の袋が開けにくくなるなど、指先に力が入りにくくなる症状です。少し重い物を持っただけで手指が疲れてだるくなったりすることも。ほかにも、手指や手首が痛んだり動きにくくなったりする、腱鞘炎《けんしょうえん》のような症状があらわれます。

原因は、指をのばしたり反らしたりする動きが、しにくくなっていること。日常生活の多くの手作業は、手指で握ることが圧倒的に多く、逆に手指をのばしたり反らしたりする動きはほとんど見られません。手指をのばす指伸筋が使われなくなっているのです。

それと慢性的な肩こりがある人は、肩が内側に入ると手指をのばすより握るほうがラクになり、指をピンとのばす機会が極端に少なくなっていきます。だから努めて可動域を広げる必要があるわけです。

手作業を終えたあとは、手指を反らせるようにパッと開いて、めいっぱいのばしてあげてください。特に手指の関節が痛くなる人は、個々の指が開きにくくなり、パーがしにくくなっています。親指もパッと開かなくなっているので、手首側になるべくのばして、可動域を広げていきましょう。

指伸筋がこわばると

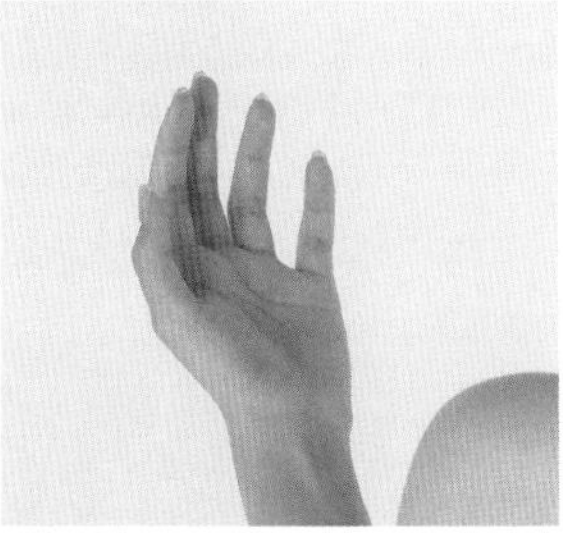

グーパーの動きがしにくくなる

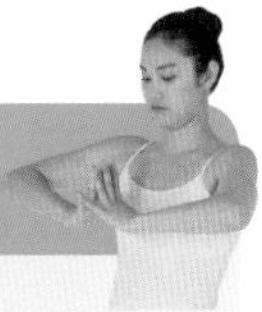

手のひらのばし

をすると…

痛みに即効

- 指を動かしやすくなる
- ものを握りやすくなる

続けることで体質改善

1週間で指を開きやすくなる。
2か月で、ビンなどのふたが開けやすくなる

手先が器用に

指がのばしやすくなることで、指先の細かな作業がしやすくなります。器用な動作ができると不要な力みから解放され、肩こり軽減にも

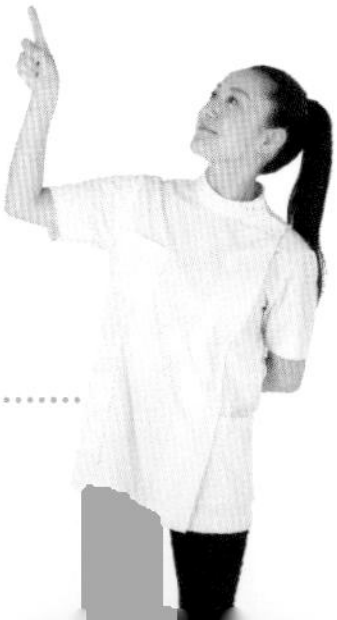

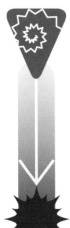

手指の痛み

手のひらのばし

手指の付け根をしっかりのばし、使えていなかった指伸筋を働かせて、手指を自由に動かすストレッチ。手指の動きがよくなり必要以上に力むこともなくなって、少ない力で細かい作業ができるようになります。

10秒

即効性レベル

低　普通　高

How to

1 手のひらを押し合う

胸の前で両手のひらを合わせる。
前腕は床と平行になるようキープ。
手のひらどうしで押し合う

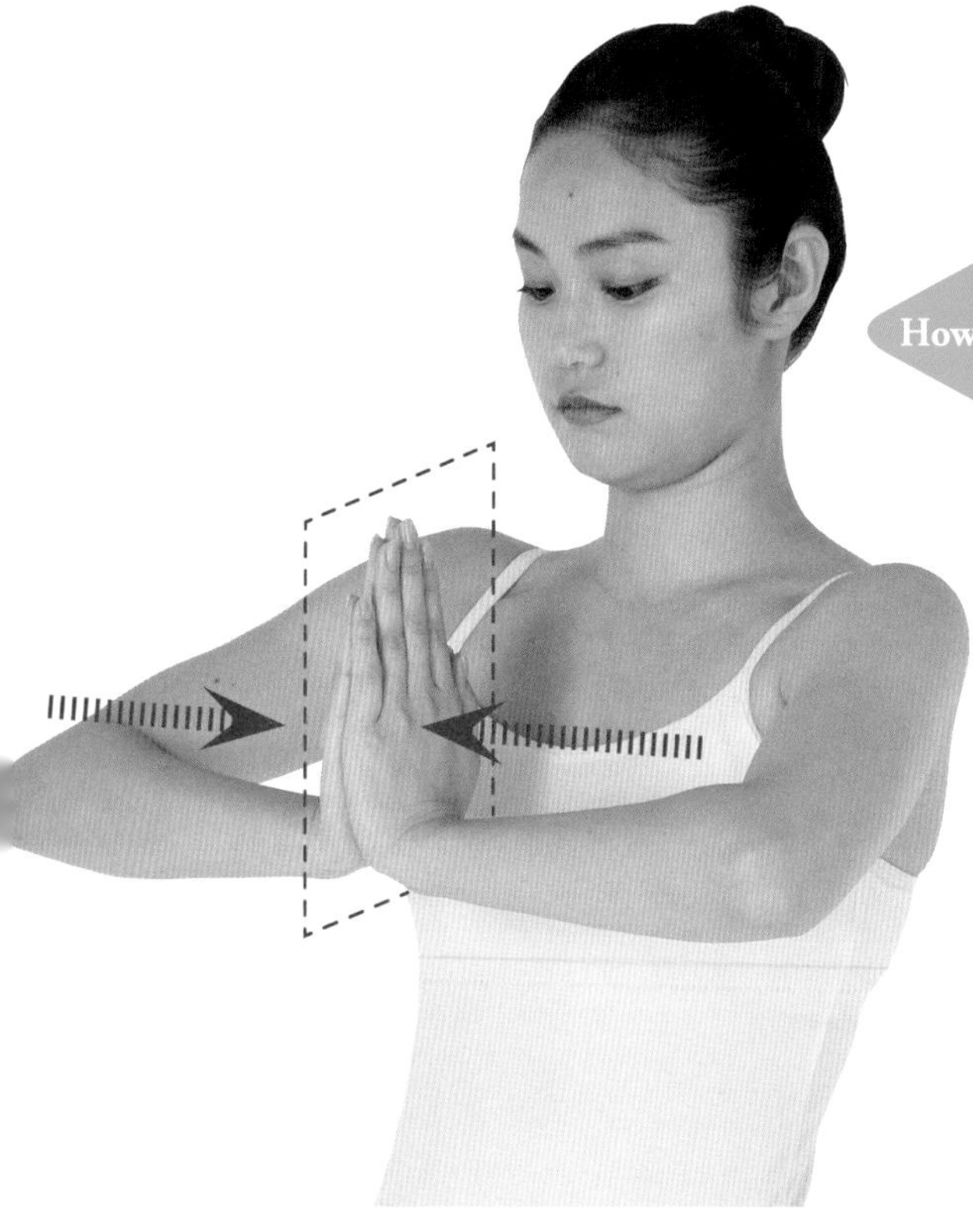

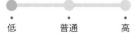

2 手指を押し合う

手のひらを押し合いながら、
徐々に手首側から離していく。
５本指だけが触れ合うように

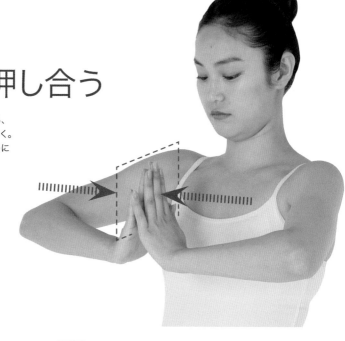

3 指先だけで押し合う

指先だけつくようになったら、
指どうしを 10 秒間押し合う

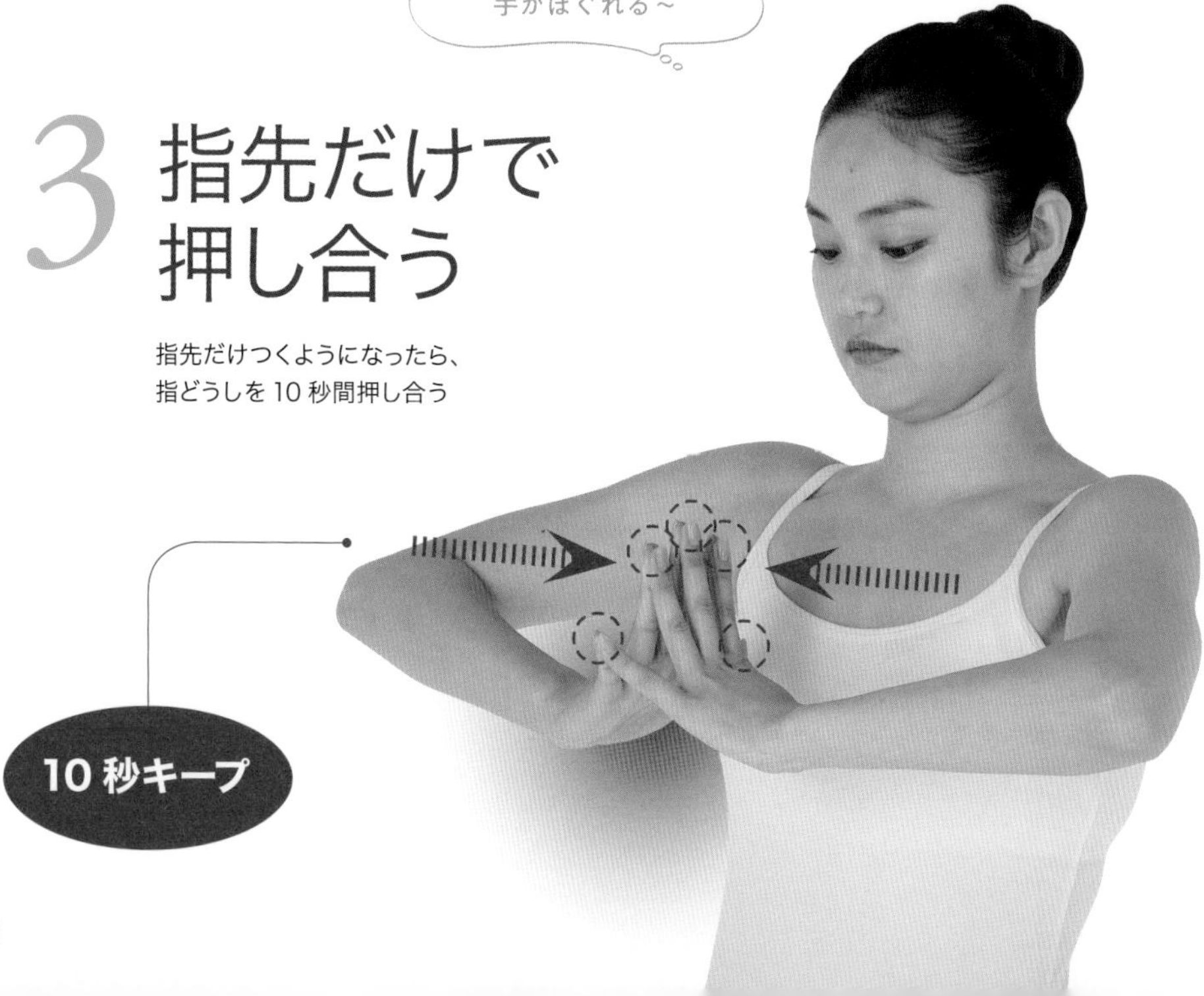

おわりに

「完治しましたね。もう通院いただかなくて大丈夫です」とお伝えした患者さんが、定期メンテナンスということで来院されたときの話です。その方は、こうおっしゃいました。

「そういえば最初、私はなんで先生のところに来たんでしたっけ」

これは、この方が特別に記憶が不確かというわけではありません。じつは症状が消えると痛みや不調の記憶がなくなる方は、大勢います。

この方は、最初は「腰が痛い」とだけおっしゃっていたので、こわばり筋をほぐして体を回復モードに変えると1か月ほどで腰の痛みが消えました。すると今度は「肩がバリバリ」と、いかに肩がこっているかを語り始め、肩こりが落ちついたら、さらに「ぐっすり眠れない」「足が冷える」と。

これは痛みや不調を我慢し続けて、誰にも言えずにいた人に起こりがちな現象です。たくさん抱えている症状のなかで、最もつらいものに占有されていた意識が、ほかの症状に向く余裕ができるとこうなります。不調の2軍、3軍が台頭してくるんですね。私の楽しみは、この芋づる式にあらわれる症状をなくし記憶からも消えた先で患者さんの笑顔を見ることです。

私たちの体には、過去のさまざまな病気や傷の履歴が刻まれており、それらが複雑にからみ合ってさまざまな症状を引き起こしています。その一つひとつの原因を解消していくと「治らない」とあきらめたことで失った、体に対する自信を少し取り戻し、気持ちも上がっていくようです。それも症状の記憶がなくなることに関係しているのでしょう。もしかしたら私は、こわばり筋だけでなく心もほぐしているのかもしれません。

最後までお読みくださり、ありがとうございました。本書が、あなたのしんどい症状を解消する一助となることを心より願っております。

今村匡子

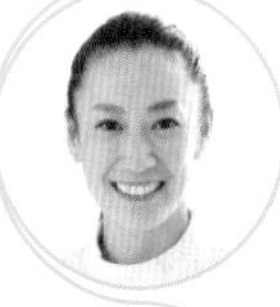

profile
今村匡子
いまむら・きょうこ

あさひ整骨院日本橋浜町院院長。柔道整復師、鍼灸師。
大阪府生まれ。陸上競技（中距離走）での怪我に苦しんだ中学生のときに体のメンテナンスに関心を持ち、さまざまなボディケアを学ぶように。高校在学中の１７歳から整骨院で助手を始め、２１歳より整骨院でのキャリアをスタート。高齢者の術後リハビリに勤しむなか痛みやこりを生じにくくする体の使い方を模索。２８歳からはビジネスパーソンの姿勢改善や不調緩和を施術のメインとし、痛みやこりが消えるだけでなくやせると評判に。モデルやアスリートの顧客が増える。３２歳からは女性の体形改善や産後ケアに特化した現職に。自身の妊娠・出産経験を活かし、年間産後ケア人数は６０００人を超える。

大丈夫なふりして生きてる人の体に効く
こわばり筋ほぐし

2023 年 8 月 20 日　初版印刷
2023 年 8 月 30 日　初版発行

発　行　人　黒川精一
発　行　所　株式会社サンマーク出版
〒 169-0074　東京都新宿区北新宿 2-21-1
電話　03-5348-7800
印刷・製本　共同印刷株式会社

ISBN978-4-7631-4075-3　C2075
ホームページ　https://www.sunmark.co.jp